Antje Lichtenauer, Thomas Kowol und Dirk Dujesiefken

Pilze bei der Baumkontrolle

Erkennen wichtiger Arten an Straßen- und Parkbäumen

Haymarket Media

Bibliografische Information der Deutschen Bibliothek
Die deutsche Bibliothek verzeichnet diese Publikation in der deutschen Nationalbibliografie; detaillierte bibliografische Daten sind im Internet über http://dnb.dnb.de abrufbar.

Die Deutsche Bibliothek – CIP Einheitsaufnahme

Pilze bei der Baumkontrolle : Erkennen wichtiger Arten an Straßen- und Parkbäumen / Antje Wohlers, Thomas Kowol und Dirk Dujesiefken. - Braunschweig : Haymarket Media vormals Thalacker Medien, 2. überarb. Aufl. 2003, 3. durchgesehene Auflage 2008, 4. durchgesehene und überarbeitete Auflage 2013

ISBN 978-3-87815-199-9

Abbildungen: Die Verfasser, Institut für Baumpflege, Hamburg,
außer: Seite 24, Abb. 4 (F. Lichtenauer),
Seite 29, Abb. 2 (W. Kersten), Seite 50, Abb. 1 (H. Stobbe)
Gesamtgestaltung: M.U.T. Bernd Kristen, Braunschweig
Druck: Kunst- und Werbedruck, Bad Oeynhausen

ISBN 978-3-87815-199-9

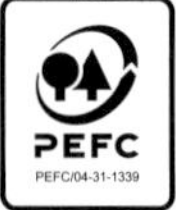

Vorwort zur ersten Auflage

Über holzzerstörende Pilze gibt es bereits viele Veröffentlichungen. Warum also noch ein neues Buch? Drei Gründe haben uns zu dieser Arbeit veranlasst:

1. In diesem Buch werden erstmals die 15 häufigsten holzzerstörenden Pilze an Straßen- und Parkbäumen für die Baumkontrolle beschrieben. Es enthält Informationen zum Vorkommen und zur Bedeutung der Pilzarten sowie Beschreibungen von Fruchtkörpern und Symptomen, die mit dem Befall einhergehen. Darüber hinaus werden auch Angaben zu Verwechslungsmöglichkeiten gemacht.

2. Da sich das Aussehen der Fruchtkörper insbesondere bei den Pilzarten mit einjährigen Hüten im Laufe des Jahres stark verändert, so dass der Baumkontrolleur oftmals Fruchtkörper in verschiedenen Entwicklungsstadien am Baum vorfindet, zeigt dieses Buch anhand zahlreicher Abbildungen unterschiedliche Erscheinungsbilder der Arten. Auf mikroskopische Merkmale bei der Beschreibung wurde bewusst verzichtet. Hierzu gibt es bereits vielfältige Bestimmungsliteratur.

3. Viele Pilzbücher sind großformatig oder besitzen umfangreiche Textteile und sind daher eher als Nachschlagewerk im Büro geeignet. Das vorliegende Buch ist klein und handlich, damit es der Baumkontrolleur bei seiner Arbeit stets bei sich haben kann.

Mit unserem Buch wenden wir uns an alle diejenigen, die Baumkontrollen sowie Pflegearbeiten an Straßen- und Parkbäumen durchführen, um ihnen eine Hilfestellung für das Erkennen wichtiger holzzerstörender Pilze und mehr Sicherheit bei der Beurteilung befallener Bäume zu geben.

Für fachlichen Rat und kritische Durchsicht des Manuskriptes danken wir Dr. Rolf Kehr, Braunschweig, und Prof. Dr. Olaf Schmidt, Hamburg, sowie dem Verlag Thalacker Medien, insbesondere Brigitte Mayr, für die ausgesprochen gute Zusammenarbeit.

Antje Wohlers, Thomas Kowol,
Dirk Dujesiefken

Vorwort zur vierten Auflage

Bei dem vorliegenden Buch handelt es sich um die durchgesehene und aktualisierte vierte Auflage dieses Praxishandbuchs. Dank der Reduzierung auf die wesentlichen Informationen zu jeder Pilzart bleibt das Buch auch weiterhin ein handliches und kompaktes Nachschlagewerk. Es kann je nach Bedarf sowohl für Informationen zu einzelnen Pilzen als auch zur Bestimmung von Arten herangezogen werden. Für letzteres eignet sich das Buch insbesondere bei der Nutzung „von hinten nach vorne" um über den Ort des Auftretens (hintere Umschlagklappe), das jahreszeitliche Auftreten, und ihre Farbe (S. 64) sowie über die befallene Baumart zu der richtigen Pilzart zu gelangen (siehe S.63).

Das Buch ist der ideale Begleiter für Baumkontrolleure, Gärtner, Förster und Landschaftsarchitekten. Weiterhin hat sich dieses Buch als vorbereitende Literatur für die Prüfung zum FLL-zertifizierten Baumkontrolleur bewährt.

An dieser Stelle möchten wir uns bei Prof. Dr. Rolf Kehr, Göttingen, für den fachlichen Rat bei dieser Bearbeitung sowie bei dem Verlag für die gute Zusammenarbeit bedanken.

Antje Lichtenauer,
Thomas Kowol,
Dirk Dujesiefken

Inhaltsverzeichnis

1 Einleitung

Holzzerstörende Pilze verursachen eine Zersetzung und damit Festigkeitsminderung des Holzes, die bei Bäumen zu einer erheblichen Beeinträchtigung der Stand- und Bruchsicherheit führen kann. Das Erkennen von holzzerstörenden Pilzen sowie Kenntnisse ihrer Zersetzungstätigkeit im Holzkörper spielen daher eine wesentliche Rolle. Hierbei ist der Abbau des Holzes äußerlich häufig nicht erkennbar, so dass sich ein Pilzbefall oftmals erst durch das Auftreten von Fruchtkörpern zeigt, die sich je nach Pilzart an verschiedenen Orten sowie zu unterschiedlichen Jahreszeiten am Baum entwickeln.

Das erste Auftreten von Fruchtkörpern darf jedoch nicht gleichgesetzt werden mit einer Beeinträchtigung der Verkehrssicherheit, denn ein Holzabbau in Bäumen kann u. a. in Abhängigkeit von der Aggressivität des Pilzes und den Reaktionen des Baumes über viele Jahre - zum Teil auch über mehrere Jahrzehnte - verlaufen, ohne dass von dem Baum eine Gefahr ausgehen muss.

Das Erscheinen von Fruchtkörpern sollte jedoch stets Anlass sein, den betreffenden Baum eingehend zu untersuchen, denn holzzerstörende Pilze bilden ihre Fruchtkörper erst dann aus, wenn sie das Holz bereits seit längerem besiedelt haben.

Über holzzersetzende Pilze gibt es vielfältige Literatur, wobei sich ein Teil der Ausführungen auf Pilzarten bezieht, die an verbautem Holz auftreten oder die unter forstlichen Gesichtspunkten von Bedeutung sind. Im Gegensatz dazu sind an Straßen- und Parkbäumen aufgrund der Standortverhältnisse und der Baumarten-Zusammensetzung häufig andere Pilzarten von Bedeutung.

Die Auswahl der im Buch beschriebenen Pilzarten erfolgte in erster Linie aufgrund der Häufigkeit ihres Auftretens bei Baumuntersuchungen für Städte und Kommunen durch das Institut für Baumpflege sowie unter Berücksichtigung der im Literaturverzeichnis aufgeführten Publikationen (Seite 61/62).

2 Pilze an Bäumen

2.1 Grundsätzliches zur Holzzersetzung

Für die Zersetzung des Holzes benötigen Pilze spezifische Enzyme, die sie in den im Holz befindlichen Hyphen (Pilzfäden) bilden und ausscheiden. Hierbei finden chemische Prozesse statt, mit denen die Bestandteile des Holzes aufgespalten, von den Hyphen aufgenommen und für den Aufbau eigener Körpersubstanz genutzt werden. Art und Umfang des Holzabbaus sind dabei entscheidend von der enzymatischen Ausstattung des Pilzes abhängig.

Holz besteht hauptsächlich aus den Kohlenhydraten Cellulose und verschiedenen Hemicellulosen sowie aus dem aus Alkoholen aufgebauten Lignin. Cellulose besteht aus einer Vielzahl miteinander verbundener Traubenzucker (Glucose)-Moleküle, die fadenförmige Makromoleküle bilden. Mehrere dieser Moleküle verbinden sich zu Cellulosefasern, die sich in der Zellwand gewebeartig zusammenlagern und in Verbindung mit den Hemicellulosen für die Zugfestigkeit der Zellen bzw. des Holzes verantwortlich sind. Die Verholzung der Zellwände entsteht durch die Einlagerung von Lignin, dem eigentlichen „Holzstoff", wodurch die Druckfestigkeit des Holzes deutlich erhöht wird. Somit ist die verholzte Zellwand eine Kombination aus zugfester Cellulose und druckfestem Lignin.

Die unterschiedliche Fähigkeit der Pilze zur Holzzersetzung führt auch zu einem verschiedenartigen Holzabbau, dessen Merkmale häufig bereits makroskopisch - in jedem Fall aber mikroskopisch - erkennbar sind: Man unterscheidet Weiß-, Braun- und Moderfäule.

Weißfäulepilze sind in der Lage, sowohl den Kohlenhydrat-Anteil (Cellulose und Hemicellulosen) als auch das Lignin zu zerlegen. Hierbei kann der Abbau in unterschiedlicher Weise erfolgen, indem entweder zuerst verstärkt Lignin abgebaut wird (so genannte sukzessive Weißfäule) oder der Abbau aller Holzbestandteile etwa in gleichem Maße erfolgt (so genannte simultane Weißfäule). Durch den Abbau von Lignin und die dadurch entstehende relative

Anreicherung von Cellulose, erscheint das Holz aufgehellt und gebleicht, weshalb dieser Fäuletyp den Namen Weißfäule trägt. Das zersetzte Holz erhält bei fortgeschrittenem Abbau eine weiche, faserige Konsistenz und ist im trockenen Zustand sehr leicht; erst dann wird mit dem Masseverlust eine Abnahme des Volumens erkennbar. Weißfäulepilze besiedeln meist Laubbäume. Ein Sonderfall der Weißfäule ist die vorwiegend im Kernholz lebender Nadel- und Laubbäume auftretende Weißlochfäule, bei der im befallenen Holzgewebe nur punktartig ein Holzabbau stattfindet, wodurch ein typisches Lochmuster entsteht. Weiterhin können einige Weißfäulepilze auch eine Moderfäule hervorrufen.

Braunfäulepilze können dagegen nur den Kohlenhydrat-Anteil des Holzes abbauen, so dass durch das verbleibende Lignin stets eine Braunfärbung entsteht. Das zersetzte Holz verliert stark an Gewicht und Volumen und bekommt im trockenen Zustand Quer- und Längsrisse, wobei es typischerweise würfelartig zerbricht. Im Endstadium zerfällt es schließlich zu einem braunen Pulver. Braunfäulepilze kommen überwiegend an Nadelbäumen vor, es gibt jedoch auch einige wichtige Vertreter an Laubbäumen.

Die **Moderfäule** ähnelt vom Typ her der Braunfäule, da eine Zersetzung der Kohlenhydrate erfolgt, während Lignin nur in geringem Maße angegriffen wird. Im Mikroskop werden jedoch Unterschiede zu den anderen Fäuletypen erkennbar: Moderfäulepilze können mit ihren Hyphen direkt in der Zellwand wachsen und sind in der Lage, Holz unter sauerstoffarmen Bedingungen und daher auch sehr nasses Holz abzubauen. Die Bedeutung der Moderfäule für lebende Bäume wurde in der Vergangenheit unterschätzt, da dieser Fäuletyp überwiegend an verbautem oder lagerndem Holz beobachtet wurde. Es sind jedoch auch einige der typischerweise an Straßen- und Parkbäumen auftretenden Pilzarten zu einer Moderfäule befähigt.

Im allgemeinen wird zwischen saprophytisch und parasitisch lebenden Pilzen unterschieden. Saprophyten zersetzen totes organisches Material, während parasitische Pilze lebende Organismen angreifen. Hierbei ist eine strikte Trennung der verschiedenen Lebensweisen nicht möglich. So können z. B. einige parasitisch an Bäumen vorkommende Pilze zumindest eine gewisse Zeit auch saprophytisch leben, und viele Saprophyten sind in der Lage, in alten oder geschwächten Bäumen zu einer parasitischen Lebensweise überzugehen (so genannte Schwächeparasiten).

2.2 Vorkommen holzzerstörender Pilze am Baum

Eintrittspforten für holzzerstörende Pilze entstehen bei lebenden Bäumen in der Regel durch Wunden, wie z. B. Astungswunden, Astabbrüche und -ausrisse, Stammschäden sowie Wurzelverletzungen. Entsprechend ihrer jeweiligen Besiedlungsstrategie verursachen die verschiedenen Pilzarten eine Fäule an unterschiedlichen Orten. Dort treten nachfolgend auch meistens ihre Fruchtkörper auf, so dass es für die einzelnen Arten typische **Erscheinungsorte der Fruchtkörper am Baum** gibt (siehe hierzu auch den Rückendeckel des Buches).

Im allgemeinen werden stammbürtige und wurzelbürtige Fäuleerreger unterschieden, wobei jedoch fließende Übergänge zwischen beiden Gruppen bestehen. In den folgenden Kapiteln werden in alphabetischer Reihenfolge zunächst die stammbürtigen Pilze vorgestellt, dann die Arten, die eine Mittelstellung einnehmen, und schließlich die wurzelbürtigen Pilze.

Zusätzlich zum Ort ihres Auftretens unterscheiden sich die Pilzarten auch durch den **Zeitraum, in dem ihre Fruchtkörper anzutreffen sind.** Es können grundsätzlich zwei Gruppen unterschieden werden, nämlich Arten mit mehrjährigen Fruchtkörpern, die daher das ganze Jahr über erkennbar sind, sowie Arten mit einjährigen Fruchtkörpern, deren Aussehen sich im Laufe der Entwicklung stärker verändert und die zudem nur zu einer bestimmten Zeit erkennbar sind (siehe hierzu die Übersicht auf Seite 64).

Weiterhin kommen die verschiedenen **Pilze an bestimmten Baumarten** besonders häufig vor (siehe hierzu die Übersicht auf Seite 63).

3 Stammbürtige Fäuleerreger

3.1 Austernseitling

(*Pleurotus ostreatus* (Jacq.: Fr.) Kummer)

Vorkommen:
An zahlreichen Laubbaumarten im Straßen- und Parkbereich; häufig an Ahorn, Linde und Rosskastanie, selten an Nadelbäumen.

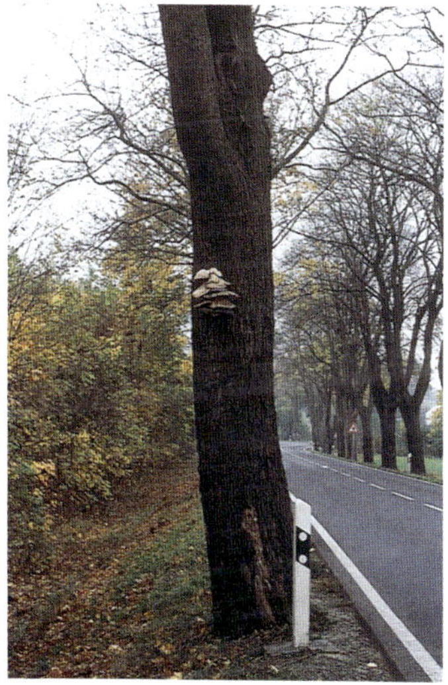

Abb. 1: Die Fruchtkörper des Austernseitlings erscheinen erst nach dem herbstlichen Laubfall

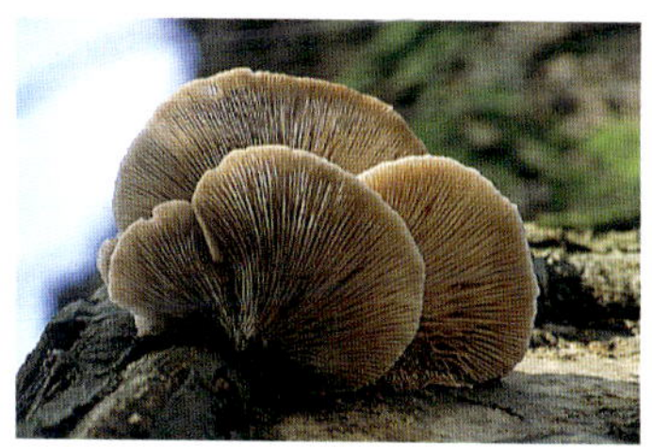

Abb. 2: Die muschelförmigen Hüte sind in mehr oder weniger großen Gruppen dachziegelartig übereinander angeordnet

Fruchtkörper:
Einjährige Fruchtkörper, die sehr spät im Jahr erscheinen, und zwar meist von November bis in den Januar hinein (Abb. 1). Es handelt sich um meist bis zu 15 cm breite, kurz gestielte, nieren- bis muschel- bzw. austernförmige Hüte (Name!). Sie erscheinen in mehr oder weniger großen Büscheln dachziegelartig übereinander (Abb. 2). Die Fruchtkörper können am gesamten Stamm auftreten, doch findet man sie besonders häufig in höher gelegenen Bereichen, so dass bei der Baumkontrolle oftmals nur die Hutunterseiten zu sehen sind. Dort besitzt der Austernseitling dünne, dicht beieinander stehende, bogig zum Stiel herablaufende Lamellen, die zunächst weißlich bis cremefarben

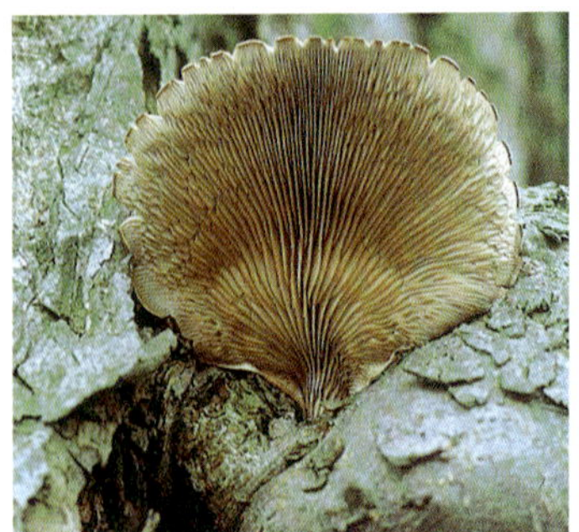

Abb. 3: Die Lamellen auf der Hutunterseite sind zunächst weißlich bis cremefarben, später bräunlich

(siehe Abb. 2), später bräunlich sind (Abb. 3). Bei jungen Fruchtkörpern ist die Hutoberseite glatt, etwas schmierig und zunächst noch cremefarben bis grau gefärbt; ältere Exemplare sind trockener und ihre Farbe reicht von verschiedenen Graufärbungen über bräunliche bis zu bläulichen Tönen (Abb. 4). Anfangs ist der Hut meist gewölbt und besitzt einen nach unten eingerollten oder umgebogenen Rand; später vertieft sich der Hut zum Stielansatz hin und der Rand ist mehr oder weniger ausgebreitet und wellig-gebogen (Abb. 5). Der kurze, oftmals nicht erkennbare, feste, weißliche Stiel setzt seitlich am Hut an - daher der Name „Seitling". Das weißliche Fleisch, die Trama, ist etwas faserig und wird bei alten Fruchtkörpern gummiartig-zäh. Der Austernseit-

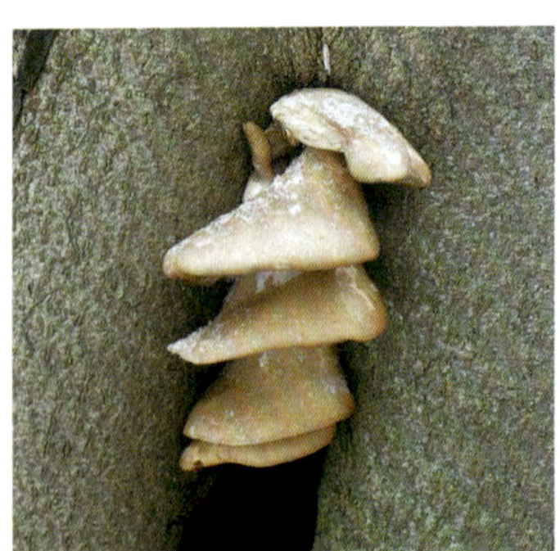

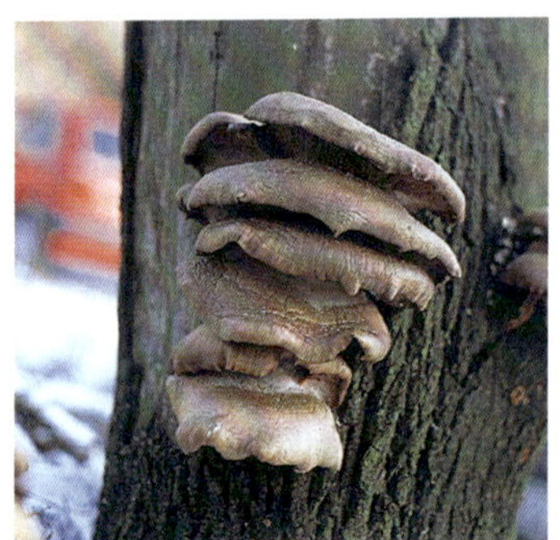

Abb. 4: Die Hutoberseite kann sehr unterschiedlich gefärbt sein – von Beige- und Graufärbungen (links), über bläuliche Töne bis zu bräunlichen Farben (rechts)

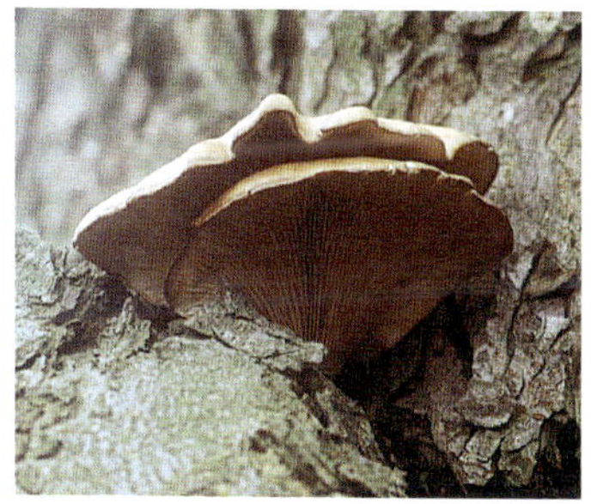

Abb. 5: Der anfangs eingerollte Hutrand breitet sich später aus und ist oftmals wellig-gebogen

ling ist auch ein schmackhafter Speisepilz, der oft als „Austernpilz“ angeboten wird.

Verwechslungsmöglichkeiten:
Aufgrund des späten Erscheinungszeitpunktes der Fruchtkörper keine naheliegende Verwechslung. Im vergangenen Stadium besteht eine Ähnlichkeit mit dem **Hochthronenden Schüppling** [*Pholiota aurivella* (Batsch: Fr.) Kummer], auch **Goldfellschüppling** genannt (Abb. 6). Seine 5-15 cm breiten, aber lang gestielten Hüte erscheinen vom Spätsommer bis zum Herbst in Gruppen an Astungswunden und Stammverletzungen. Sie sind oberseits zunächst gelb, später mehr oder weniger bräunlich gefärbt und besitzen breite, angedrückte Schuppen. Tritt häufig an Buche und Linde auf; verursacht i. d. R. relativ engräumige Weißfäule.

Holzabbau und Bedeutung:
Der Austernseitling ist ein typischer Wund- und Schwächeparasit, der Bäume z. B. über Astungswunden und Stammverletzungen besiedelt und eine rasch verlaufende Weißfäule verursacht.
Während bei vitalen Bäumen die Fäule meist lokal begrenzt ist, breitet sie sich bei geschwächten Bäumen von der Infektionsstelle häufig über den gesamten Stammquerschnitt sowie nach oben und unten aus. Durch die Fäule kann die Bruchsicherheit erheblich beeinträchtigt werden.

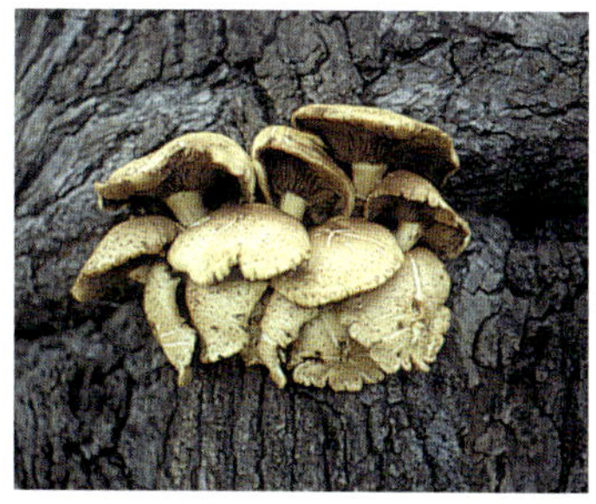

Abb. 6: Verwechslungsmöglichkeit beim Austernseitling: Hochthronender Schüppling

3.2 Birkenporling
(*Piptoporus betulinus* (Bull.: Fr.) P. Karsten)

Vorkommen:
Ein wirtsspezifischer Pilz, der ausschließlich an Birken auftritt.

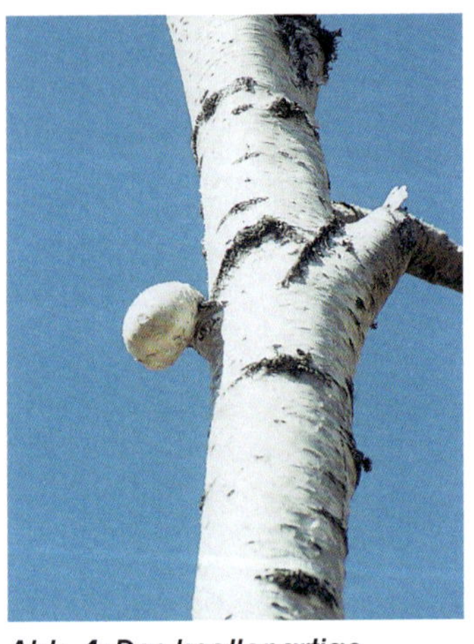

Abb. 1: Das knollenartige Anfangsstadium

Fruchtkörper:
Die einjährigen Fruchtkörper werden von Juli / August bis November gebildet und sitzen häufig noch Monate am Baum. Sie können in größerer Zahl am gesamten Stamm erscheinen, und zwar jeweils einzeln, selten dachziegelartig übereinander. In der Regel treten sie an augenscheinlich intakten Stammpartien direkt aus der Borke hervor. Die anfangs knollenartigen, später halbkreis- bis nierenförmigen Hüte werden bis etwa 30 cm breit, können 5-20 cm vom Holz abstehen und 2-5 cm dick werden (Abb. 1 und 2). Sie sitzen mit einem kurzen, dicken stielartigen Ansatz am Holz an, in dessen Bereich der Hut etwas schmaler ist und oft einen kleinen Buckel aufweist (Abb. 3). Die glatte, später oft rissige Hutoberseite ist ungezont

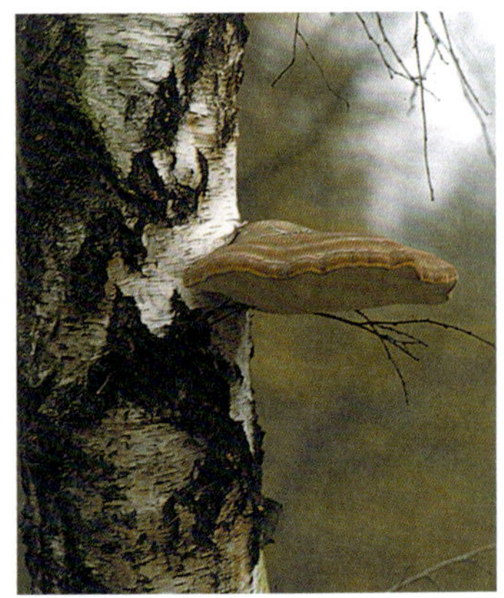

Abb. 2: Die Fruchtkörper des Birkenporlings treten aus augenscheinlich intakten Stammpartien direkt aus der Borke hervor

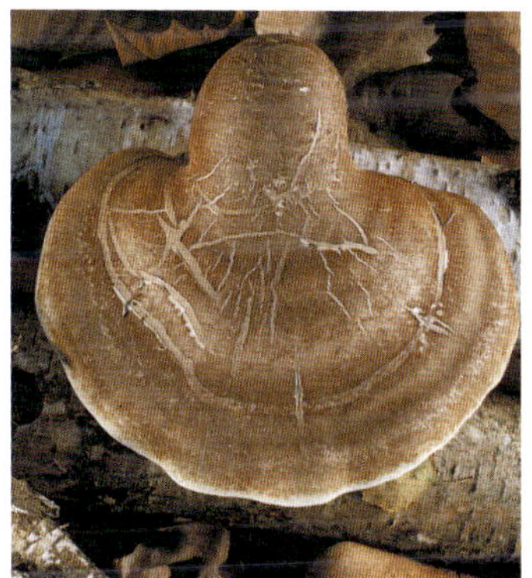

Abb. 3: Die halbkreis- bis nierenförmigen Hüte, die im Bereich der Anwachsstelle stielartig verschmälert sind, sehen im Alter ocker- bis graubraun aus

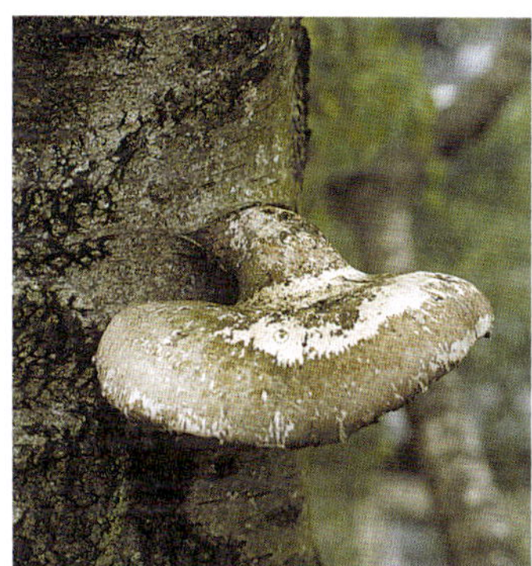

Abb. 4: Die Hutoberseite kann durch Algen grünlich erscheinen

und kissenförmig ausgebildet; sie ist mit einer dünnen, kahlen und abziehbaren Haut bedeckt, die zunächst cremeweiß, später ockerfarben bis graubraun ist (siehe Abb. 3) oder durch Algen grünlich erscheint (Abb. 4). Der Hutrand ist meist regelmäßig nach unten gewölbt, zum Teil auch wellig-gebogen. Die feinporige Hutunterseite ist weiß bis cremeweiß gefärbt und besitzt rundliche bis leicht eckige Poren (3-4 Stück / mm). Die Trama - das Fleisch - hat anfangs eine zarte, saftige Konsistenz, später wird es deutlich korkiger; der Geruch ist angenehm.

Verwechslungsmöglichkeiten:
Zunderschwamm (nur im Anfangsstadium; siehe Seite 32).

Holzabbau und Bedeutung:
Der Birkenporling verursacht eine intensive Braunfäule, durch die die Bruchsicherheit erheblich beeinträchtigt werden kann. Er ist neben dem Zunderschwamm der wichtigste Schwächeparasit an Birke. Er befällt ausschließlich absterbende oder stark vergreisende Birken. Treten Fruchtkörper am Stamm auf, ist i. d. R. eine Fällung erforderlich.

3.3 Eichenfeuerschwamm

(*Phellinus robustus* (P. Karsten) Bourdot & Galzin, Syn. *Fomitiporia robusta* (P. Karsten) Fiasson & Niemelae)

Vorkommen:

Tritt in erster Linie an alten, geschwächten Eichen auf, befällt aber auch Esskastanie und Robinie, seltener andere Laubbaumarten.

Fruchtkörper:

Es werden mehrjährige, meist vieljährige Fruchtkörper ausgebildet, die entweder einzeln oder in kleinen Gruppen an stärkeren Ästen sowie am Stamm erscheinen, und zwar meist in höher gelegenen Stammbereichen. Die anfangs knollenartig geformten, später oft konsolen- bis hufförmigen Fruchtkörper sind sehr hart und schwer und sitzen sehr fest am Holz an

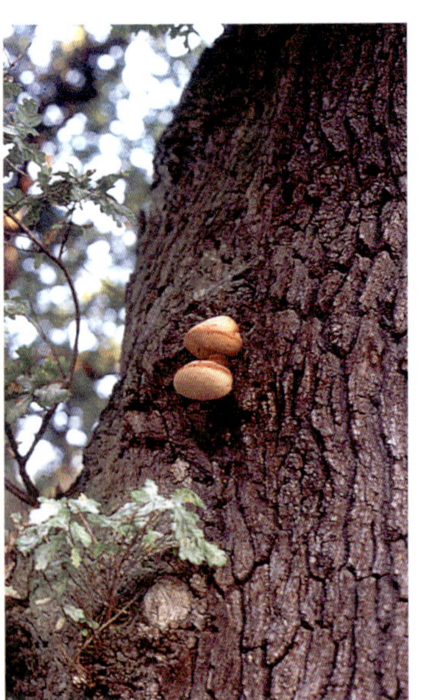

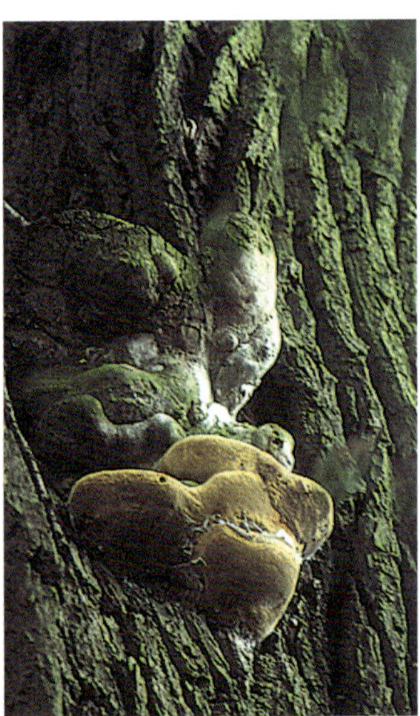

Abb. 1: Die Fruchtkörper des Eichenfeuerschwamms sind anfangs knollenartig geformt (links), später meist konsolen- bis hufförmig (rechts)

(Abb. 1). Sie können bis etwa 25 cm breit und 20 cm hoch werden, wobei sie 5-10 cm vom Holz abstehen. Die Oberseite ist bei jüngeren Exemplaren rost- bis graubraun, im Alter eher schwarzbraun gefärbt und oftmals auch mit Algen besetzt, so dass die Fruchtkörper grünlich erscheinen (Abb. 2). Die krustige Oberfläche ist mehr oder weniger glatt, z. T. auch etwas rissig, und besitzt in

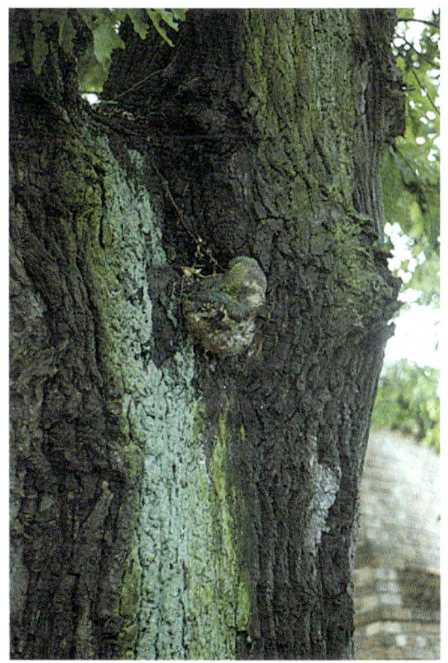

Abb. 2: Die anfangs rost- bis graubraune Oberseite ist im Alter eher schwarzbraun gefärbt oder erscheint durch Algen grünlich

konzentrischen Kreisen verlaufende Wülste. Die feinporige Unterseite (5-6 rundliche Poren / mm) ist anfangs gelbbraun, später rostbraun gefärbt (siehe Abb. 1). Am Ende der Vegetationsperiode werden die Poren durch braune Hyphen überwachsen, so dass sie kaum noch zu erkennen sind. Die gelbbraun gefärbte Trama, das Hyphengeflecht im Innern des Fruchtkörpers, ist gezont und besitzt eine zähe, holzige Konsistenz.

Verwechslungsmöglichkeiten:
Beim Auftreten der Fruchtkörper am Stammfuß oder unteren Stamm mit Lackporlingen (siehe Seite 35).

Holzabbau und Bedeutung:
Der Eichenfeuerschwamm verursacht eine zunächst auf das Splintholz begrenzte Weißfäule, die nur langsam voranschreitet. In der Regel können Eichen den Schaden zu den Seiten hin engräumig abschotten, so dass meist nur ein lokaler Bereich geschädigt ist. Da der Pilz zusätzlich zu der Fäule auch in der Lage ist, das Kambium zu parasitieren, wird an den Befallsstellen das Dickenwachstum des Baumes verhindert, so

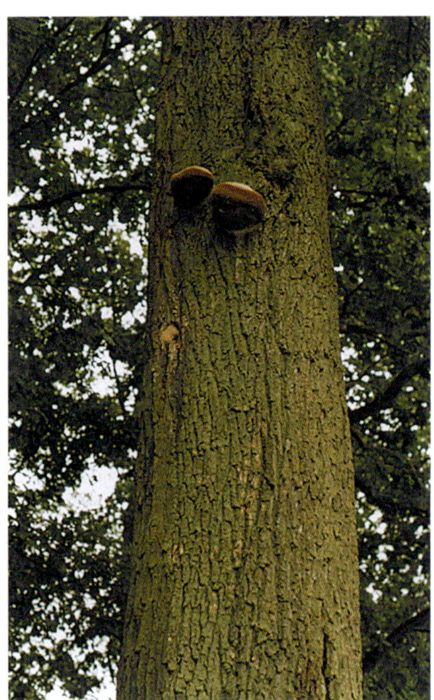

Abb. 3: Infolge der durch den Pilz verursachten Kambialschäden und des dadurch verhinderten Dickenwachstums entstehen eingesunkene Rindenpartien am Stamm, in deren Bereich sich meist die Fruchtkörper befinden

dass im Laufe der Zeit eingesunkene Partien entstehen, in deren Bereich sich meist auch die Fruchtkörper befinden (Abb. 3). Das Kernholz wird erst in einem späteren Stadium befallen, doch geht auch hier der Holzabbau sehr langsam voran, so dass die Bäume meist noch viele Jahre bis Jahrzehnte ohne eine Beeinträchtigung der Bruchsicherheit erhalten werden können.

3.4 Schuppiger Porling
(*Polyporus squamosus* (Hudson: Fr.) Fr.)

Vorkommen:
Kommt an zahlreichen Laubbaumarten vor. Tritt häufig an Ahorn, Esche, Linde und Rosskastanie auf; u. a. auch an Buche, Ulme, Pappel, Walnuss und Weide.

Fruchtkörper:
Einjährige, vom Frühjahr bis zum Sommer erscheinende Fruchtkörper, die entweder einzeln oder dachziegelartig übereinander wachsen. Sie können am gesamten Stamm sowie auch an stärkeren Ästen auftreten. Die Fruchtkörper entwickeln sich aus einem mehr knollen- oder trompetenartig geformten Anfangsstadium zu großen, bis ca. 60 cm breiten, nieren- bis halbkreisförmigen Hüten, die 1-5 cm dick werden können (Abb. 1). Ihre glatte, schwach klebrige Oberseite ist blass-gelb bis ockerfarben und zeigt zahlreiche, hell- bis dunkelbraune, flach anliegende Schuppen (Name!), die

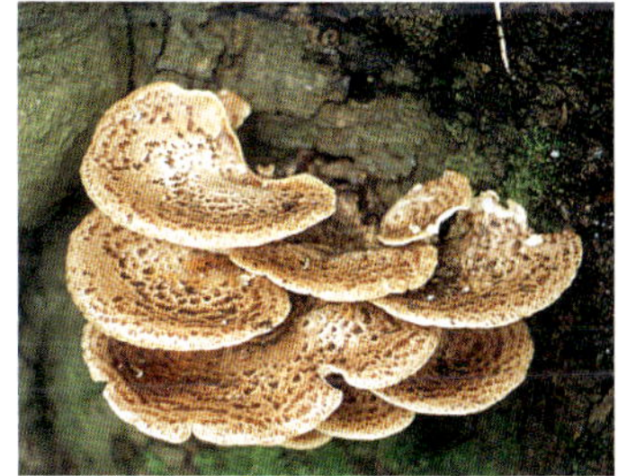

Abb. 2: Auf der Oberseite befinden sich zahlreiche konzentrisch angeordnete Schuppen

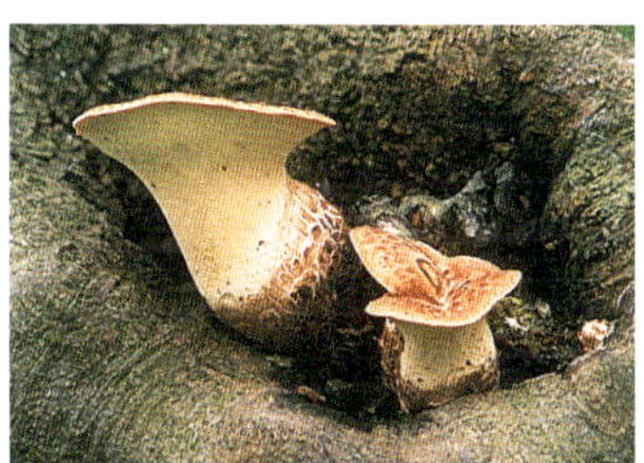

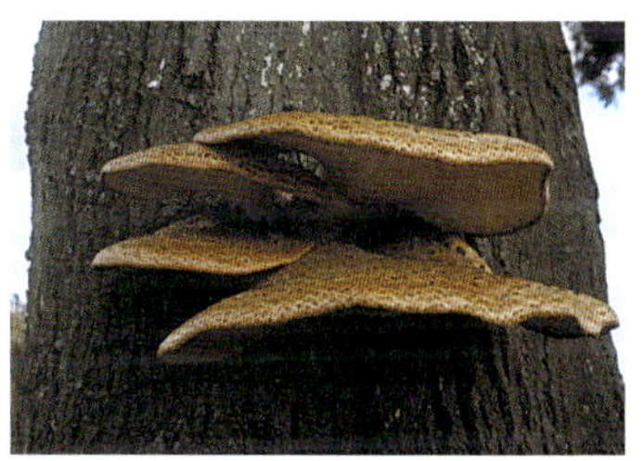

Abb. 1: Beim Schuppigen Porling entwickeln sich aus einem mehr knollen- oder trompetenartigen Anfangsstadium (links) breite, nieren- bis halbkreisförmige Hüte (rechts)

konzentrisch angeordnet sind (Abb. 2). Im Laufe der Entwicklung wird die Oberseite dunkler, so dass die Schuppen etwas weniger auffallen (Abb. 3). Abgestorbene Fruchtkörper erhalten ein schwärzliches Aussehen; sie hängen oftmals noch im Jahr nach ihrem Erscheinen am Baum oder fallen als Ganzes ab. Auf der anfangs cremefarbenen bis blassgelben, später bräunlichen Unterseite (Abb. 4) befinden sich große Poren, die unregelmäßig eckig-oval geformt sind (0,5-1 Pore / mm).

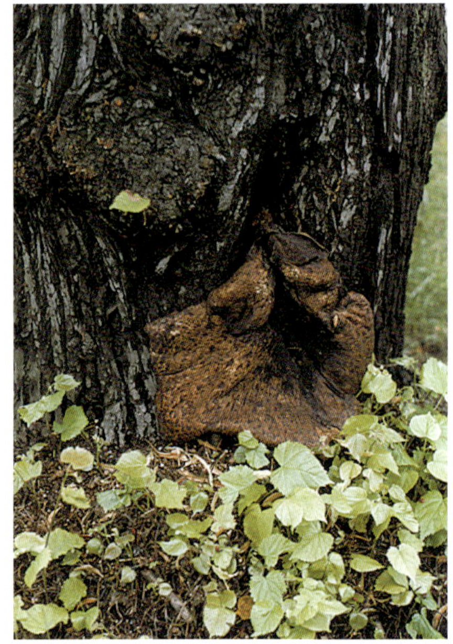

Abb. 3: Älterer, bereits herabhängender Fruchtkörper mit dunkler Oberseite

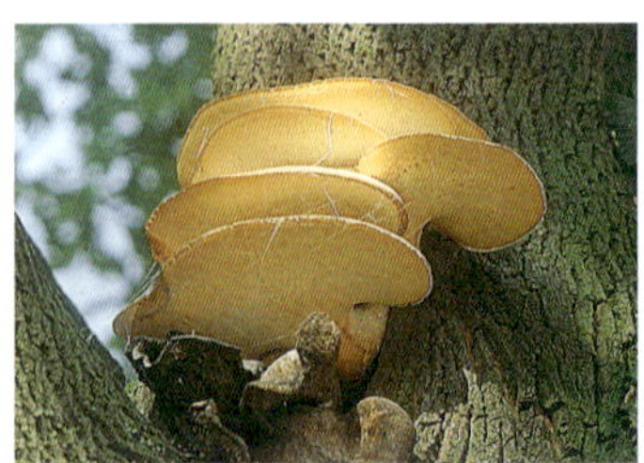

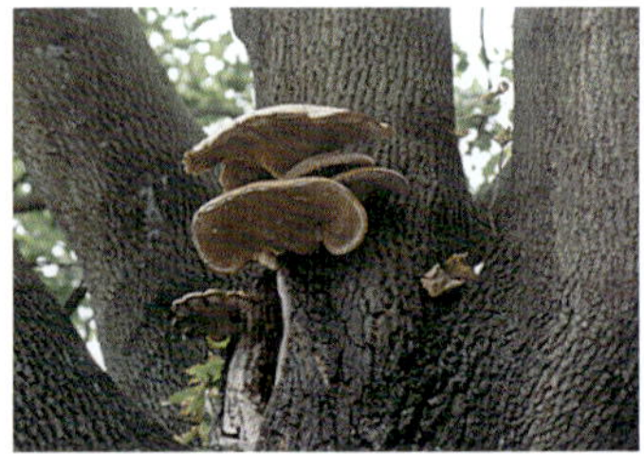

Abb. 4: Die Unterseite ist anfangs cremefarben (links), später bräunlich gefärbt (rechts)

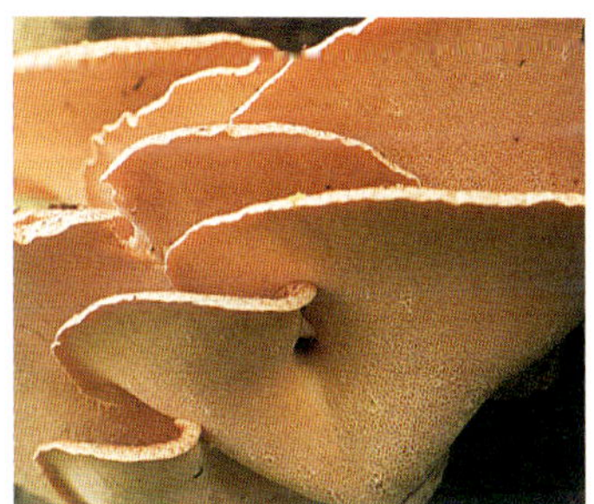

Abb. 5: Die großen, mit bloßem Auge gut erkennbaren Poren laufen zum Stiel herab

Vom scharfkantigen, nach unten gebogenen Hutrand laufen die Poren herab zu einem seitlich ansetzenden, 3-10 cm langen Stiel (Abb. 5), der eine dunkelbraun bis schwarzfilzig berindete Basis besitzt (s. Abb. 1). Die weißliche Trama - das Fleisch - ist anfangs saftig-zäh und wird in getrocknetem Zustand korkig-fest.

Verwechslungsmöglichkeiten:
Schwefelporling (nur im Anfangsstadium; siehe Seite 22).

Holzabbau und Bedeutung:
Der Schuppige Porling ist ein typischer Wundparasit, der Bäume über Stamm- oder Astungswunden besiedelt. Er verursacht im Stamm sowie in stärkeren Ästen eine intensive Weißfäule, die zu einer erheblichen Beeinträchtigung der Bruchsicherheit führen kann.

3.5 Schwefelporling

(*Laetiporus sulphureus* (Bull.: Fr.) Murr.)

Vorkommen:

Tritt sowohl an Laub- als auch an Nadelbaumarten auf; häufig an Eiche, Robinie, Kirsche und Weide.

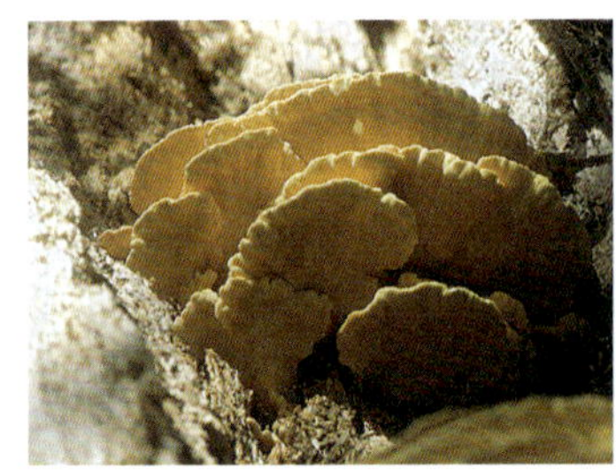

Abb. 1: Die fächerförmigen, oft dachziegelartig übereinander angeordneten Fruchtkörper des Schwefelporlings besitzen einen welligen Rand

Fruchtkörper:

Die einjährigen, ungestielten, flachen, fächerförmigen Hüte erscheinen ab etwa Mai bis zum Herbst. Sie können sowohl an Hauptkronenästen als auch am gesamten Stamm auftreten, wo sie in der Regel zu mehreren dachziegelartig übereinander angeordnet sind (Abb. 1 und 2). Die bis etwa 40 cm breit und 1-5 cm dick werdenden Hüte besitzen einen welligen, nach unten gebogenen Rand (siehe Abb. 1). Sie sind zunächst

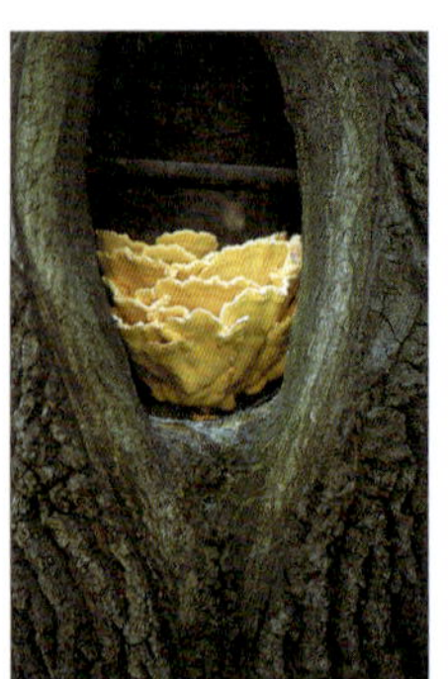

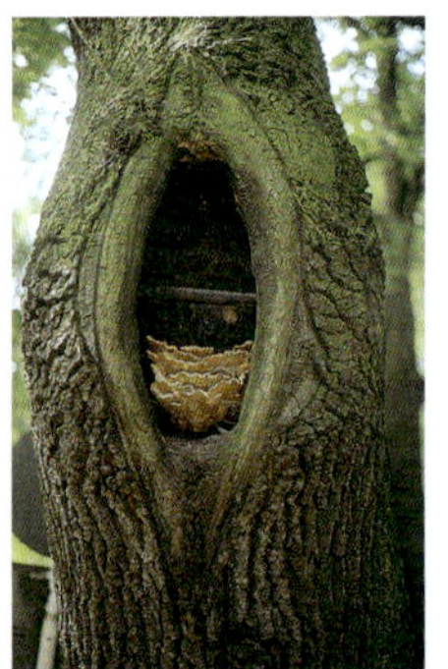

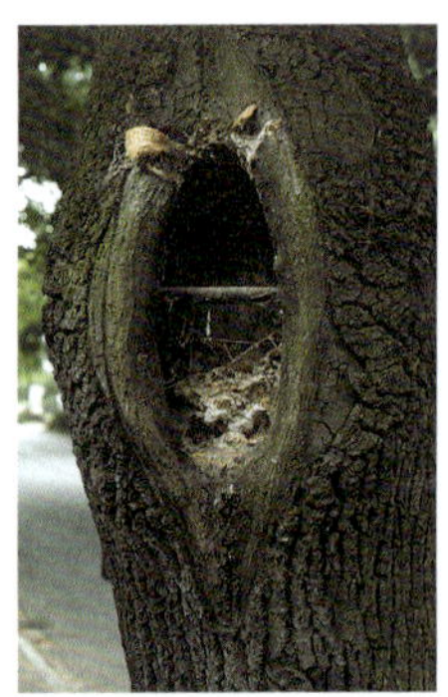

Abb. 2: Die Hüte sind zunächst leuchtend gelb gefärbt (links), später werden sie bräunlicher (Mitte), und erscheinen schließlich weißlich-grau entfärbt (rechts)

oberseits gelb bis rötlich und unterseits schwefelgelb (Name!) gefärbt, werden dann bräunlicher und erscheinen schließlich weißlich-grau entfärbt (s. Abb. 2). Abgestorbene Fruchtkörper befinden sich zuweilen noch im Jahr nach ihrem Erscheinen am Baum; wenn sie abfallen oder abgerissen werden, hinterlassen sie häufig charakteristische weiße Spuren auf der Borke (Abb. 3) - ein wichtiges Erkennungsmerkmal, wenn keine Fruchtkörper mehr vorhanden sind. Auf der Unterseite befinden sich unregelmäßig rundliche bis länglich ausgezogene Poren (3-5 Poren / mm), aus denen bei frischen Exemplaren oftmals Guttationstropfen austreten. Das gelbliche, nahe der Oberfläche etwas mehr aprikosenfarbene Fleisch, die Trama, ist anfangs saftig-weich, später hat es eine deutlich trockenere und sprödere Konsistenz.

Verwechslungsmöglichkeiten:
Beim Auftreten der Fruchtkörper am Stammfuß von Eiche eventuell mit Riesenporling (nur im Anfangsstadium; siehe Seite 54), an Robinie mit Eschenbaumschwamm (nur im Anfangsstadium; siehe Seite 47); bei anderen

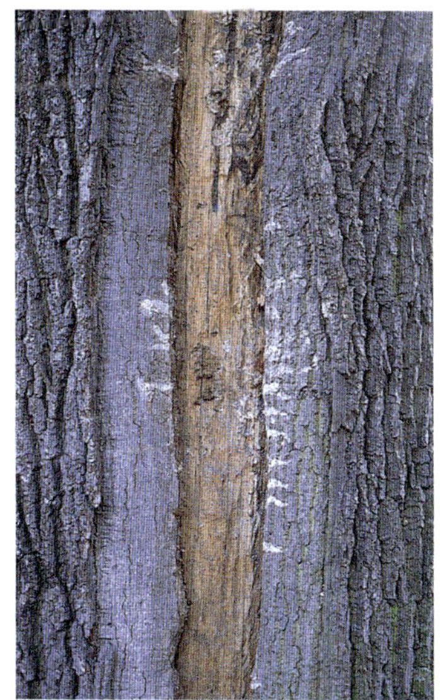

Abb. 3: Die Hüte hinterlassen nach dem Abfallen charakteristische weiße Spuren auf der Borke

Baumarten mit Schuppigem Porling (nur im Anfangsstadium; siehe Seite 19).

Holzabbau und Bedeutung:
Der Schwefelporling dringt über Wunden in den Stamm sowie in stärkere Äste ein und verursacht dort eine intensive Braunfäule, durch die die Bruchsicherheit erheblich beeinträchtigt werden

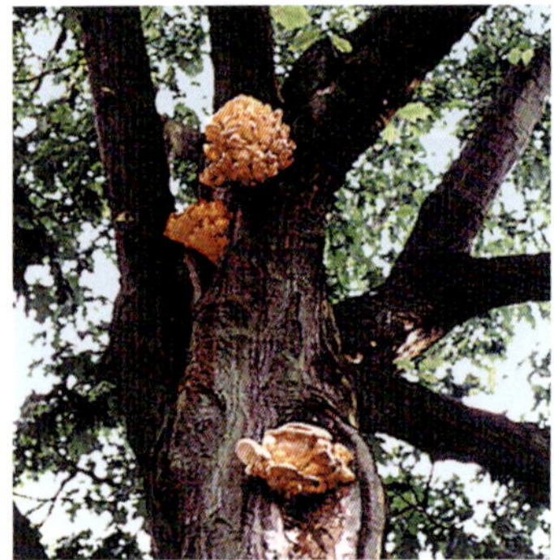

Abb. 4: Umfangreicher Befall durch den Schwefelporling in der gesamten Krone

kann. Bei Eichen und Robinien zersetzt der Pilz das Kernholz, wodurch es eine würfelartige und bröckelige Konsistenz erhält, während das Splintholz nicht bzw. erst in einem sehr späten Stadium befallen wird.

Über den intakten Splint kann die Baumkrone auch bei einer umfangreichen Fäule im Stamminnern noch über lange Zeit versorgt werden, so dass der Baum keine Anzeichen einer Vitalitätsabnahme zeigen muss. Darüber hinaus muss bei einer Fäule beachtet werden, dass sie sich im Kernholz

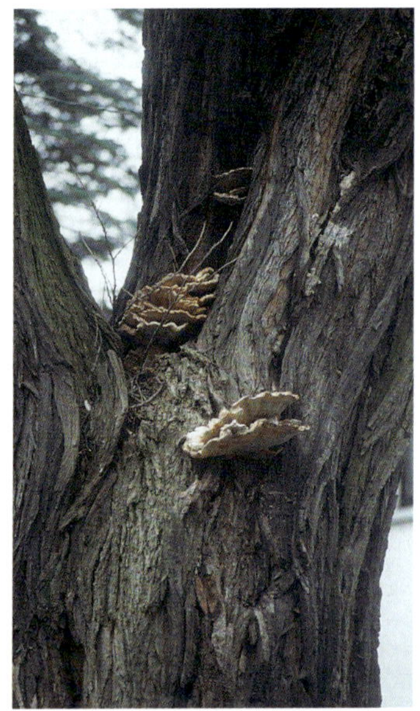

Abb. 5: Schwefelporling an Robinie: Die Fruchtkörper erscheinen i. d. R. am Stamm bis in Höhe der Vergabelung

bis in die Hauptkronenäste hineinziehen kann, so dass insbesondere bei Eichen mit weit ausladenden Starkästen die Gefahr von Astabbrüchen bzw. -ausbrüchen besteht (Abb. 4). An Robinie ist die Fäule häufig auf den Stammbereich begrenzt (Abb. 5).

3.6 Trameten
– Schmetterlingstramete
(*Trametes versicolor* (L.: Fr.) Pilát; Syn. *Coriolus versicolor*)
– Buckeltramete
(*Trametes gibbosa* (Pers.: Fr.) Fr.)

Vorkommen:
Beide Arten sind typische Pilze der Buchenwälder, wo sie in erster Linie an Totholz und Stubben zu finden sind, doch treten sie auch außerhalb des Waldes an zahlreichen Laubbaumarten als Wundparasiten auf; selten an Nadelgehölzen.

Fruchtkörper Schmetterlingstramete:
Bei den ganzjährig zu findenden - jedoch einjährigen, vor allem in den Wintermonaten gebildeten - Fruchtkörpern handelt es sich um halbkreis- bis rosettenförmige Hüte, die meist 2-7 cm breit werden (Abb. 1). Sie sind relativ dünn (1-5 mm) und besitzen einen unregelmäßig gekerbten Rand. Die samtige, radial gewellte Oberseite ist in konzentrisch angelegten Zonen unterschiedlich gefärbt. Die oft etwas schimmernden Farben reichen von bräunlich, gelblich und rötlich bis zu grauschwarzen und bläulichen Tönen. Aus diesem Grund wird der Pilz auch als

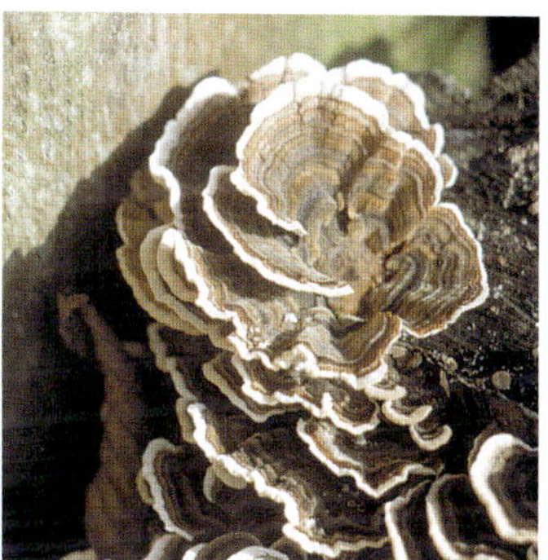

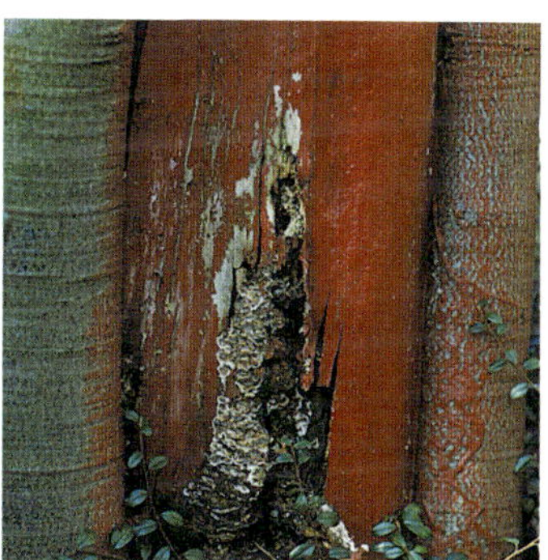

Abb. 1: Die Schmetterlingstramete bildet dünne, halbkreis- bis rosettenförmige Hüte aus (links), die meist in großer Zahl auftreten (rechts)

„Bunte Tramete" bezeichnet. Der Rand und die porige Unterseite sind weißlich bis cremefarben (2-4 rundlich-eckige Poren/mm). Die Fruchtkörper, die oft mit einem stielartigen Auswuchs am Holz sitzen, treten meist in großer Zahl auf, wobei sie dachziegelartig neben- und übereinander wachsen (siehe Abb. 1). Sie verändern sich kaum im Laufe der Entwicklung, werden später jedoch meist durch Insekten zersetzt.

Verwechslungsmöglichkeiten:
Andere Trameten.

Fruchtkörper Buckeltramete:
Die ebenfalls einjährigen und ganzjährig zu findenden Hüte sind konsolen- bis halbkreisförmig ausgebildet und wachsen entweder einzeln oder auch zu mehreren dachziegelartig übereinander (Abb. 2). Sie können eine Breite von 5-15 cm erreichen und an der breiten Ansatzstelle am Holz 10-40 mm dick werden. Ihre wellig-höckerige Hutoberseite besitzt einen deutlichen Buckel (Name!), von dem aus der Fruchtkörper in mehr oder weniger konzentrischen Zonen weiterwächst. Im frischen Stadium sind die Hüte oberseits weißlich und besitzen eine fein samtige Struktur, später verkahlen sie und erhalten eine mehr gelblichbraune Farbe bzw. erscheinen durch Algen grünlich (s. Abb. 2). Der weißliche bis

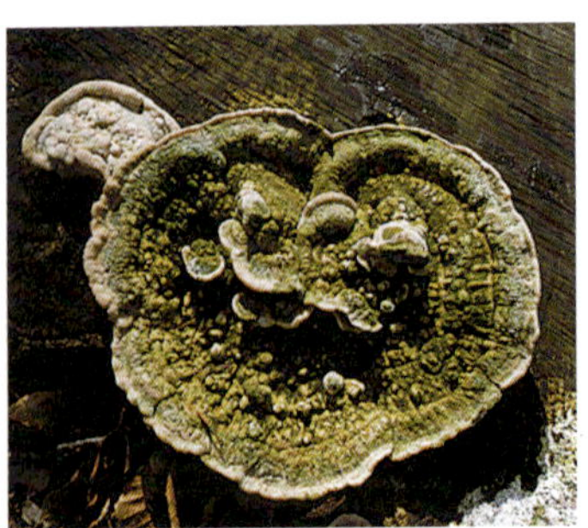

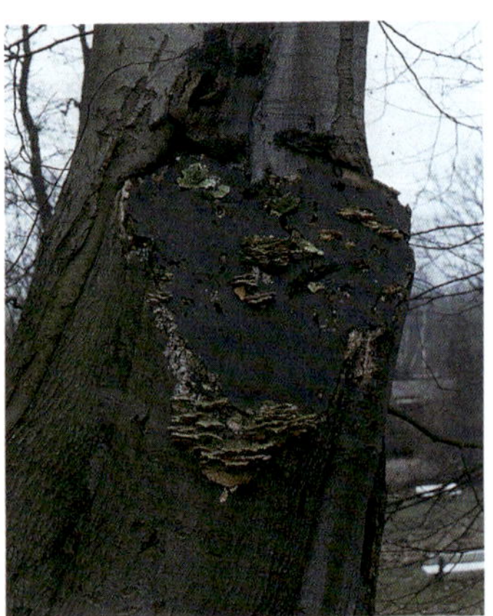

Abb. 2: Die Buckeltramete bildet konsolen- bis halbkreisförmige Hüte aus (links), die einzeln oder zu mehreren wachsen (rechts)

bräunliche, scharfkantige Rand ist wellig und oftmals eingekerbt. Auf der anfangs weißlichen, später grau bis ockerfarbenen Unterseite befinden sich längliche Poren (1-2 Poren / mm). Die Trama, das Hyphengeflecht im Innern des Fruchtkörpers, ist weiß bis cremefarben und besitzt eine zäh-elastische Konsistenz. Die Fruchtkörper der Buckeltramete verändern sich ebenfalls kaum im Laufe der Entwicklung und werden später meist von Insekten zersetzt.

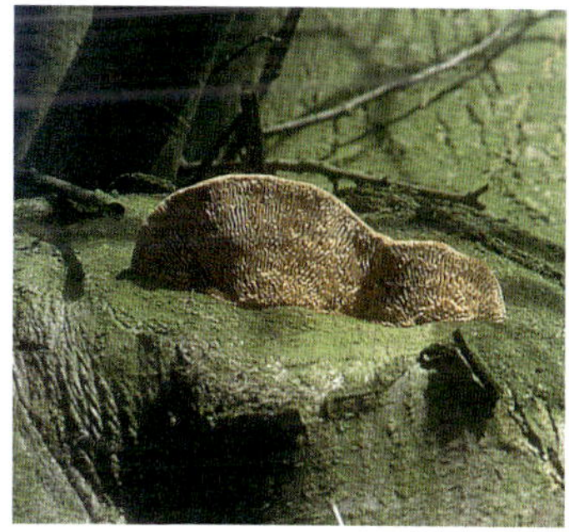

Abb. 5: Verwechslungsmöglichkeit : Eichenwirrling

Verwechslungsmöglichkeiten:
Andere Trameten; und der **Eichenwirrling** [*Daedalea quercina* (L.: Fr.)], der ebenfalls bis ca. 20 cm breite und an der Ansatzstelle 3-5 cm, z. T. auch bis 7 cm dicke Konsolen ausbildet, die ein- bis mehrjährig sind. Die anfangs beigefarbene, später hellbraun bis graubraun gefärbte Oberseite ist oftmals etwas höckerig und mehr oder weniger wellig konzentrisch gezont. Gute Unterscheidungsmerkmale zur Buckeltramete sind die auf der Unterseite befindlichen beige-, z. T. auch leicht rosafarbenen Poren (Abb. 5), die labyrinthisch-lamellig ausgezogen sind, sowie die hell- bis kaffeebraune Trama. Er befällt ausschließlich Eiche (insbesondere Roteiche) und Esskastanie.

Holzabbau und Bedeutung:
Beide Trametenarten sind typische Wundbesiedler, die u. a. an Kappstellen, Astungswunden und Stammschäden auftreten. Die Pilze verursachen einen raschen Holzabbau in Form einer intensiven Weißfäule. Bei der Schmetterlingstramete ist die Fäule in der Regel auf den Wundbereich begrenzt, so dass die Bruchsicherheit meist noch gegeben ist; bei der Buckeltramete kann der Holzabbau deutlich weiträumiger sein. Hinweis: An Eichen erfolgt der Holzabbau nur im Splintholz, nicht im Kernholz.

3.7 Zottiger Schillerporling

(*Inonotus hispidus*
(Bull.: Fr.) P. Karsten)

Vorkommen:

Tritt ausschließlich an Laubbäumen auf, vor allem an Esche und Platane sowie Apfel und Walnuss, und zwar meist an alten Exemplaren mit größeren Wunden. Fruchtkörper des Zottigen Schillerporlings sind in südlichen Regionen häufig anzutreffen, während sie in Norddeutschland nicht oder nur sehr selten erscheinen. Dies lässt darauf schließen, dass es sich um eine wärmeliebende Pilzart handelt, die für die Ausbildung der Fruchtkörper höhere Temperaturen benötigt; ein Befall und Holzabbau kann jedoch auch dann vorliegen, wenn keine Fruchtkörper ausgebildet werden.

Fruchtkörper:

Einjährige Fruchtkörper, die ab Juli bis September einzeln, z. T. aber auch zu mehreren am Stamm oder an stärkeren Ästen auftreten, und zwar meist im Bereich von Wunden oder Höhlungen. Aus einem knollenartigen und wulstigen Anfangsstadium entwickeln sich rasch mehr oder weniger halbkreisförmige, bis zu 30 cm breite und ca. 10 cm dicke Konso-

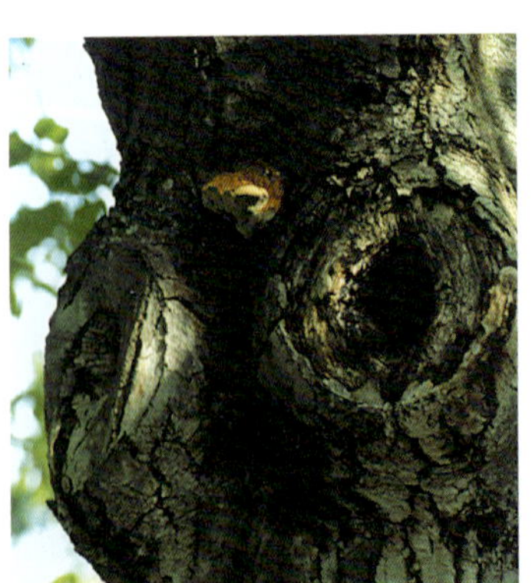

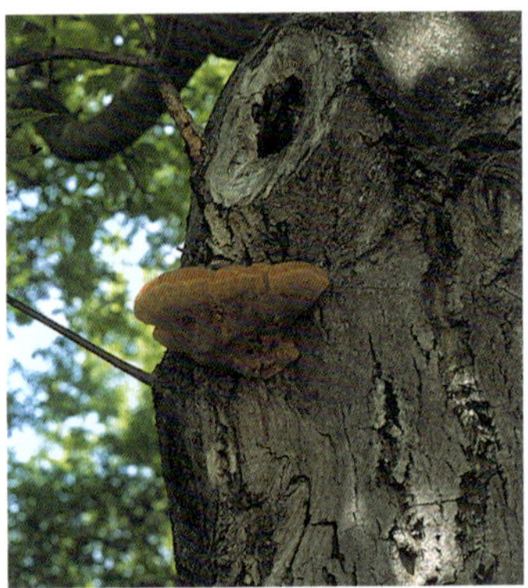

Abb. 1: Aus dem mehr knollenartig geformten, wulstigen Anfangsstadium des Zottigen Schillerporlings (links) entwickeln sich rasch bis zu 30 cm breite, wasserhaltige Konsolen (rechts)

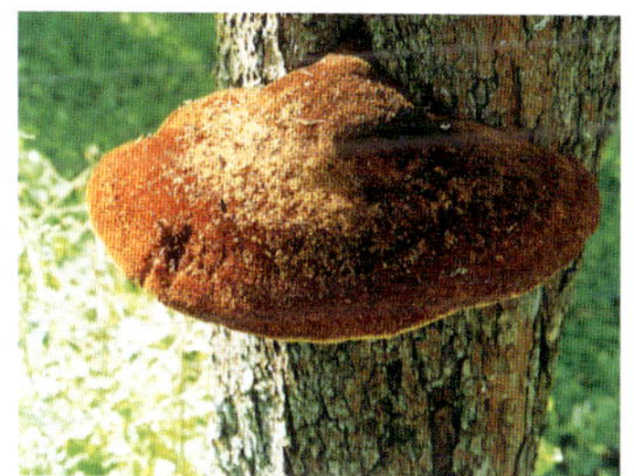

Abb. 2: Voll entwickelter Fruchtkörper mit den Resten des zottigen Filzes auf der Oberseite

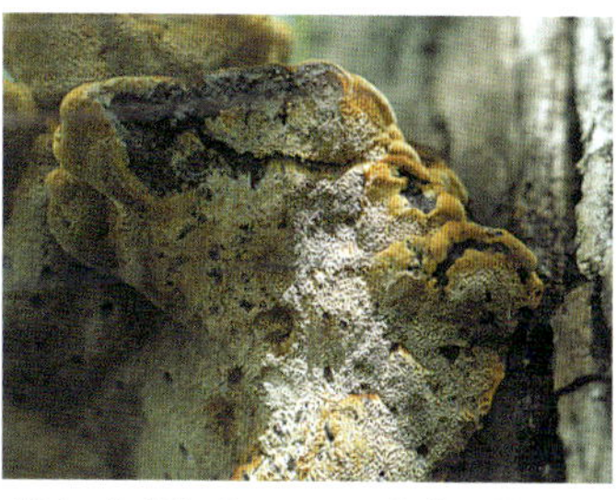

Abb. 3: Die Poren auf der Unterseite sind zunächst hell gefärbt, später bräunlich

len mit einem anfangs wulstigen, später deutlich dünneren Rand (Abb. 1). Im frischen Stadium sind die Fruchtkörper sehr wasserhaltig und besitzen eine weiche, schwammige Konsistenz, ältere Exemplare werden deutlich trockener und spröder.

Die leicht wellige Oberseite der Konsolen ist anfangs mit einem gelb-rostroten, zottigen (Name!) Filz bedeckt, der im Laufe der weiteren Entwicklung verschwindet, so dass der Hut dann rost- bis dunkelbraun ist mit einem helleren Rand (Abb. 2). Auf der anfangs cremefarbenen bis gelben, später bräunlicher werdenden Unterseite (Abb. 3) befinden sich rundlich-eckige Poren (2–3 Stück / mm), über die bei frischen Fruchtkörpern meist zahlreiche

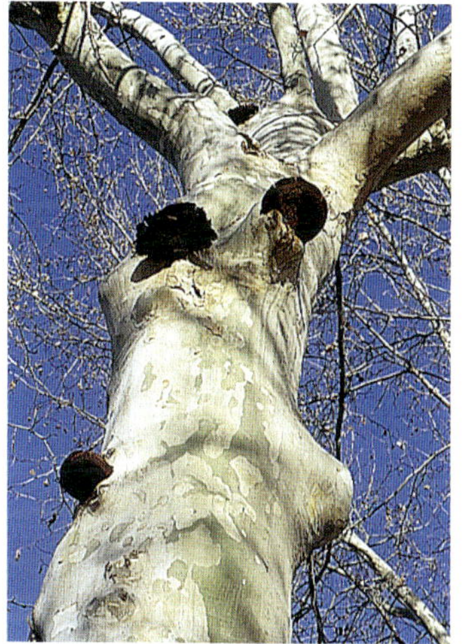

Abb. 4: Die abgestorbenen, schwärzlichen und spröden Fruchtkörper sitzen oftmals noch Monate am Baum

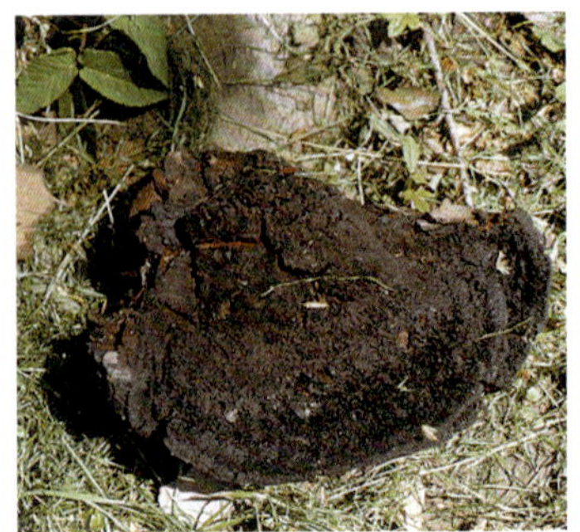

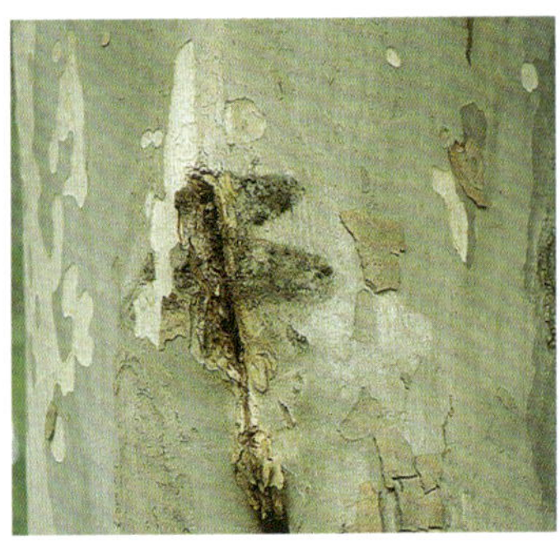

Abb. 5: Der abgefallene Fruchtkörper (links) hinterlässt meist schwärzliche Spuren auf der Borke (rechts)

Guttationstropfen ausgeschieden werden. Das Fleisch, die Trama, ist gelb bis ockerfarben mit dunkleren Zonen und wird nach dem Anschneiden sofort bräunlich. Die abgestorbenen, kahlen Hüte sind schwarzbraun, sehen wie verkohlt aus und sitzen meist noch Monate am Baum (Abb. 4). Nach dem Abfallen der Fruchtkörper verbleiben meist waagerecht verlaufende schwärzliche Spuren auf der Borke (Abb. 5) - ein wichtiger Hinweis für den Baumkontrolleur, wenn keine Fruchtkörper mehr am Baum vorhanden sind.

Verwechslungsmöglichkeiten:

Keine naheliegenden Verwechslungsmöglichkeiten mit anderen Pilzfruchtkörpern.

Holzabbau und Bedeutung:

Der Zottige Schillerporling dringt über Wunden in den Stamm sowie in stärkere Äste ein und verursacht dort meist eine intensive Weißfäule, zuweilen auch eine Moderfäule. Im Platanenholz kann er auch eine Moderfäule verursachen. Im Frühstadium eines Befalls wird dem Pilz eine geringe Auswirkung auf die Holzfestigkeit zugesprochen, später kann die Bruchsicherheit erheblich beeinträchtigt sein. Im Gegensatz zur Platane gilt ein Befall durch den Zottigen Schillerporling an Esche aufgrund eines andersartigen Holzabbaus als deutlich kritischer.

Zusätzlich zum Holzabbau ist der Zottige Schillerporling in der La-

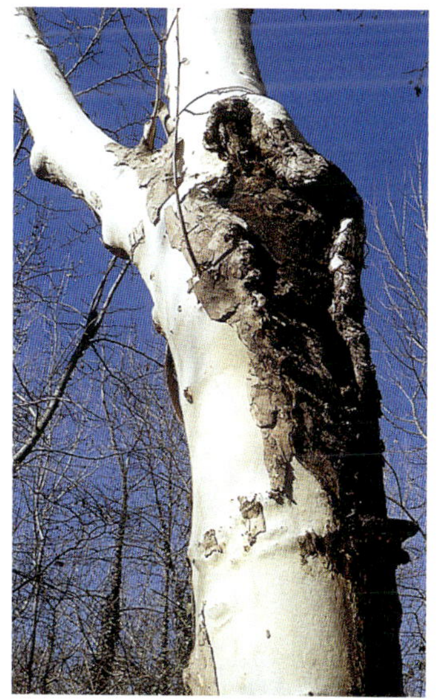
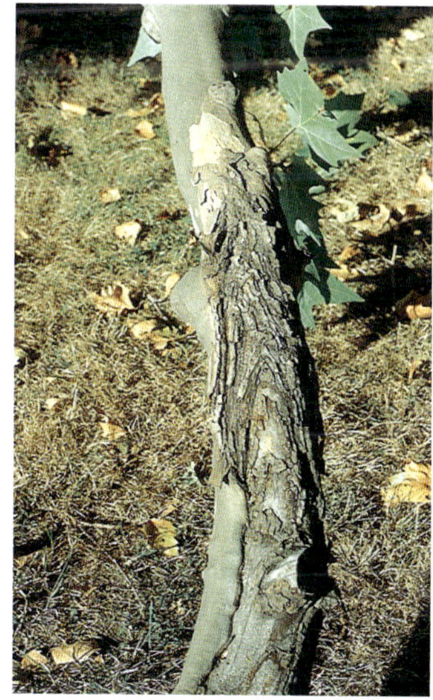

Abb. 6: Zusätzlich zum Holzabbau kann der Pilz auch Kambiumschäden verursachen, die sich in ausgedehnten Rindennekrosen äußern, z. B. unterhalb von Astungswunden (links), aber auch ohne erkennbare Verletzungen auf Astoberseiten (rechts)

ge, das Kambium zu parasitieren, wodurch bis zu mehrere Meter lange Rindennekrosen entstehen können. Durch die Schäden am Kambium stirbt auch das dahinterliegende Holz ab, soweit es nicht bereits durch die Fäule geschädigt wurde. Oftmals befinden sich diese Nekrosen im Bereich von Wunden, sie können jedoch auch unabhängig davon auftreten, z. B. auf Astoberseiten (Abb. 6), was vom Boden aus schwer erkennbar ist. Die Kontrolle kritischer Bäume sollte daher im laublosen Zustand und gegebenenfalls auch aus größerer Entfernung mit einem Fernglas erfolgen.

3.8 Zunderschwamm

(*Fomes fomentarius* (L.: Fr.) Fr.)

Vorkommen:

Tritt vor allem an Buche und Birke auf; u. a. auch an Eiche, Ahorn, Erle oder Hainbuche, nur selten an Nadelbäumen.

Fruchtkörper:

Mehrjährige, meist sogar vieljährige Konsolen, die entweder einzeln oder in kleinen Gruppen auftreten, und zwar in der Regel an geschwächten Bäumen. Sie können am gesamten Stamm, bei großkronigen Baumarten (z. B. Eiche, Buche) auch an stärkeren Ästen erscheinen, wobei sie in der Regel aus augenscheinlich intakten Stamm- oder Astpartien direkt aus der Rinde hervortreten. Aus einem knollenförmigen Anfangsstadium entwickeln sich im Laufe der Jahre mehr oder weniger hufförmige Konsolen mit einer harten Kruste (Abb. 1). Diese werden meist 10-25 cm, in Ausnahmefällen auch bis zu 50 cm breit und etwa 25 cm hoch. Auffallend sind die zahlreichen konzentrischen Wülste auf der Oberseite, die den mehrmals im Jahr stattfindenden Wachstumsschüben entsprechen

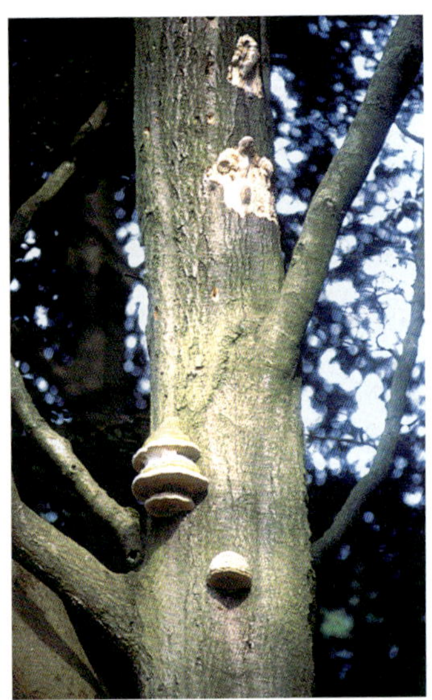

***Abb. 1:** Aus einem knollenförmigen Anfangsstadium (im Bild oben) entwickeln sich breite, mehr oder weniger hufförmige Konsolen (unten)*

und häufig unterschiedlich gefärbt sind: Frische Zonen und daher auch junge Fruchtkörper sind meist bräunlich, ältere Zonen erhalten eine mehr graue Farbe oder erscheinen durch Algen grünlich (Abb. 2). Absterbende Fruchtkörper können ein schwärzliches Aussehen erhalten. Auf der anfangs cremefarbenen, später bräunlichen Unterseite befinden sich kleine Poren (3-4 rundliche Poren / mm). Die Trama, das Hyphengeflecht im Innern des Fruchtkörpers, besitzt eine korkige und faserige Konsistenz, ist hellbraun gefärbt und konzentrisch gezont. Die Fruchtkörper hatten früher eine wirtschaftliche Bedeutung, da aus der Trama Zunder (Name!) zum Anfachen von Feuer gewonnen wurde.

Verwechslungsmöglichkeiten: Lackporlinge (siehe Seite 38), Falscher Zunderschwamm (oft an Erle und Weide) oder Rotrandiger Baumschwamm (häufig an Buche und Birke). Der **Falsche** oder **Graue Zunderschwamm** [*Phellinus igniarius* (L.: Fr.) Quél.] bringt mehrjährige, meist halbkreisförmige Fruchtkörper hervor, die bis etwa 25 cm breit und an der Anwachsstelle 15 cm dick werden können. Die konzentrisch wulstige Oberseite ist hell- bis schwarzgrau gefärbt, die Unterseite in der Wachstumszeit rotbraun, sonst grau bis braungrau. Ein gu-

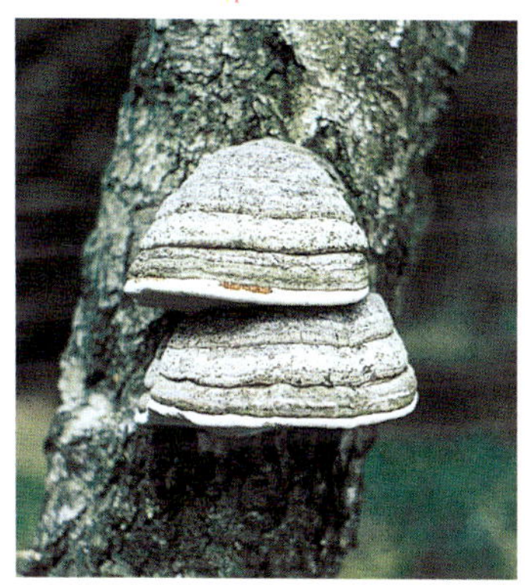

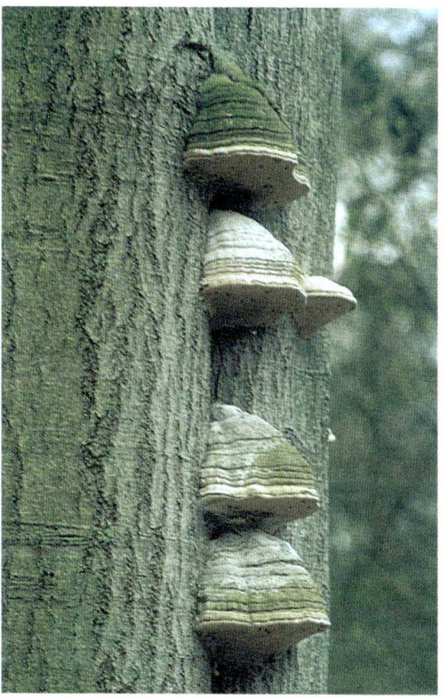

Abb. 2: Auf der Oberseite befinden sich zahlreiche konzentrische Wülste, die meist in verschiedenen Grautönen gefärbt sind (links) oder durch Algen grünlich erscheinen (rechts)

tes Unterscheidungsmerkmal zum Zunderschwamm liegt in der harten und spröden dunkelbraunen Trama. Der Pilz verursacht eine Weißfäule.

Die ebenfalls mehrjährigen Konsolen des **Rotrandigen Baumschwamms** [*Fomitopsis pinicola* (Fr.) P. Karsten] werden meist bis 20 cm breit und an der Anwachsstelle 3-15 cm dick (Abb. 3). Auf der meist gleichmäßig welligen Oberseite befinden sich konzentrisch angelegte Zuwachszonen, die im frischen Zustand sehr auffallend gefärbt sind: Der Rand ist weißlich, gefolgt von einer gelblich bis orangerot gefärbten, glänzenden Zone mit harzigen Ausscheidungen. Ältere Zonen sind matt braungrau bis schwärzlich. Typisch sind die während des Wachstums über die Poren und den Rand ausgeschiedenen Guttationstropfen. Weitere Unterscheidungsmerkmale zum Zunderschwamm liegen in der cremefarbenen Trama und in der harzigen Kruste, die beim Erwärmen (Streichholz) schmilzt und klebrig wird. Darüber hinaus verursacht der Pilz im Gegensatz zum Zunderschwamm eine Braunfäule.

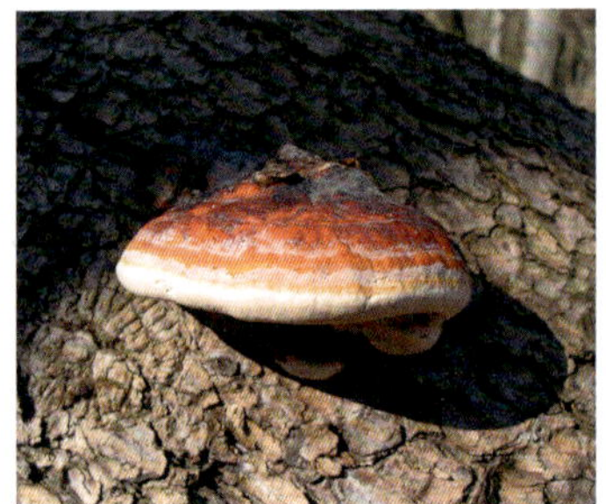

Abb. 3: Verwechslungsmöglichkeit beim Zunderschwamm: Rotrandiger Baumschwamm

Holzabbau und Bedeutung:

Der Zunderschwamm ist ein Schwäche- oder Wundparasit, der vor allem in wald- und parkartigen Beständen auftritt, seltener an Straßenbäumen. Er dringt über Rindenverletzungen, Astungswunden oder Astabbrüche in ältere oder geschwächte Bäume ein, an denen die Fruchtkörper oftmals in großer Zahl auftreten (s. Abb. 1). Der Pilz verursacht eine intensive Weißfäule, durch die die Bruchsicherheit erheblich beeinträchtigt sein kann. Bei fortgeschrittenem Holzabbau kommt es - vor allem bei großkronigen Buchen - häufig zu Astausbrüchen.

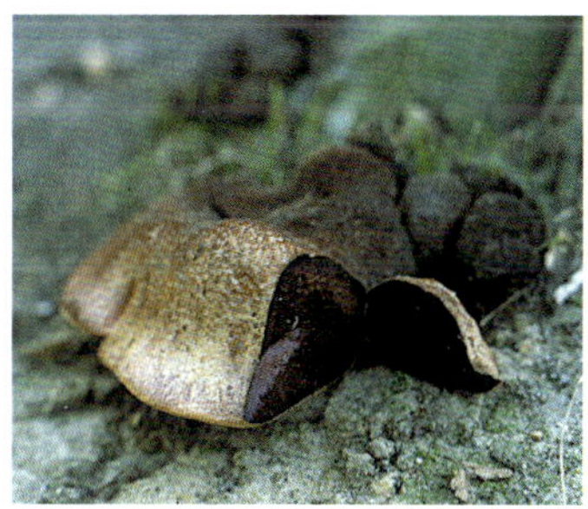

Abb. 6: Nach dem Anschneiden eines frischen Fruchtkörpers färbt sich die Schnittstelle intensiv rot

bis gelblich, später orange- bis weinrot. Ein gutes Erkennungsmerkmal der Ochsenzunge besteht darin, dass nach dem Anschneiden eines frischen Fruchtkörpers sich die Schnittstelle innerhalb weniger Minuten intensiv rot färbt, wodurch ein leberartiges Aussehen (Name!) entsteht (Abb. 6). Offenbar aufgrund der Ähnlichkeit der Fruchtkörper mit Fleisch sowie der Tatsache, dass die Fruchtkörper essbar sind, wird der Pilz im englischsprachigen Raum auch als "poor man's beefsteak" bezeichnet.

Verwechslungsmöglichkeiten:
Schwefelporling (nur im Anfangsstadium; siehe Seite 22).

Holzabbau und Bedeutung:
Die Ochsenzunge wächst in der Regel als Schwächeparasit an älteren Bäumen. Der Pilz schädigt an Eiche und Esskastanie ausschließlich das Kernholz im Stamm und Wurzelstock. Hier verursacht er zunächst die so genannte Hartröte, eine unregelmäßig auftretende, braunrote Holzverfärbung, die größere Bereiche des Kernholzes bänder- oder zungenartig durchzieht, ohne dass eine wesentliche Festigkeitsminderung auftritt. Zusätzlich zu einer intensiven Holzverfärbung ist die Ochsenzunge auch in der Lage, eine Braun- und/oder Moderfäule zu verursachen. Erst im fortgeschrittenen Stadium wird der Holzabbau stärker und das Holz zerfällt würfelartig. Die Holzzersetzung erfolgt im Gegensatz zu der des Schwefelporlings relativ langsam, so dass befallene Bäume in der Regel noch viele Jahre verkehrssicher erhalten werden können.

4 Fäuleerreger im Stammfuß und an Wurzeln

4.1 Lackporlinge
– Flacher Lackporling
(*Ganoderma lipsiense* (Batsch) Atk., Syn. *G. applanatum*)
– Wulstiger Lackporling
(*Ganoderma adspersum* (Schulz.) Donk)

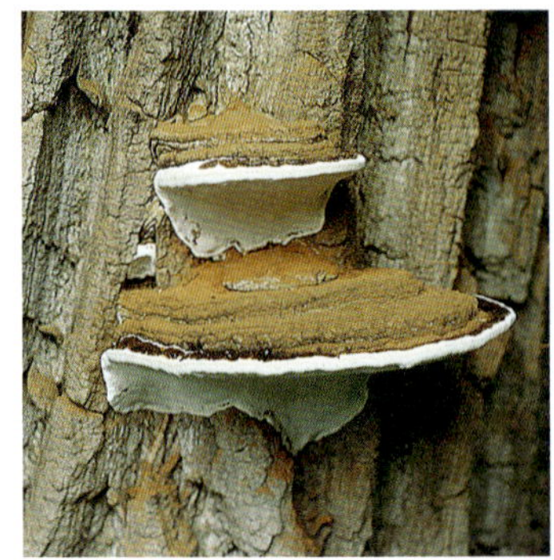

Abb. 1: Die Konsolen des Flachen Lackporlings erscheinen häufig dachziegelartig über- oder nebeneinander

Vorkommen:
Beide Arten treten an nahezu allen einheimischen Laubbaumarten auf; häufig an Ahorn, Buche, Eiche, Esche, Linde, Pappel, Platane und Rosskastanie, selten an Nadelbäumen.

Fruchtkörper
Flacher Lackporling:
Die mehrjährigen, flachen, halbkreisförmigen Konsolen treten in der Regel am Stammfuß oder im unteren Stammbereich auf, wo sie einzeln oder auch in kleinen Gruppen dachziegelartig neben- bzw. übereinander wachsen. Die Fruchtkörper werden 10-40 cm, in Ausnahmefällen auch bis zu 70 cm breit, stehen bis zu 25 cm vom Holz ab und können an der Anwachsstelle am Holz 2-6 cm dick werden (Abb. 1). Die Oberseite ist meist konzentrisch wellig oder ungleichmäßig höckerig ausgeprägt und besitzt - im Gegensatz zum Wulstigen Lackporling - eine eindrückbare Kruste. Im Laufe der Entwicklung verändert sich die Farbe der Fruchtkörper: Junge Exemplare sind oberseits hellbraun gefärbt, ältere zimt- bis graubraun und abgestorbene Fruchtkörper werden schließlich schwarz (Abb. 2). Während der Wachstumszeit ist der etwas abgeflachte Rand reinweiß gefärbt (s. Abb. 1). Die feinporige Unterseite (5-6 Poren / mm) ist im fri-

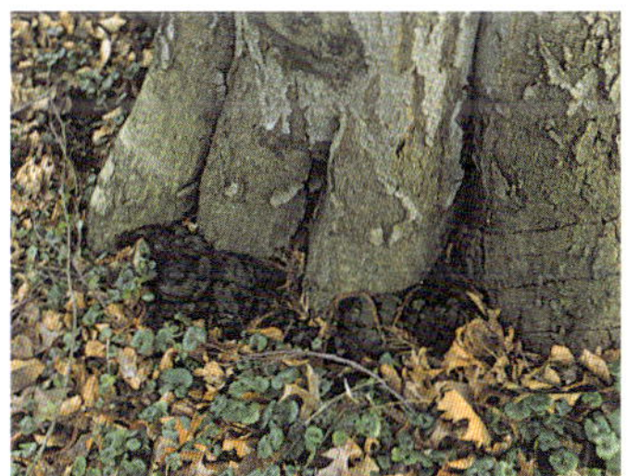

Abb. 2: Abgestorbene Fruchtkörper haben ein schwärzliches Aussehen

schen Zustand ebenfalls weiß oder cremefarben und färbt sich beim Berühren sowie im Alter bräunlich (Abb. 3). Häufig findet man unterseits zitzenförmige Insektengallen, die von den Larven einer Pilzfliege stammen.

Die korkig-wattige Trama, das Hyphengeflecht im Innern des Fruchtkörpers, ist rot- bis dunkelbraun gefärbt und mit weißlichen Streifen durchzogen. Zur Zeit der Sporenreife im Sommer und Herbst streuen die Fruchtkörper große Mengen zimtbrauner Sporen aus, die sich auf den Konsolen und in ihrer näheren Umgebung ablagern. Dieser Sporenstaub kann bei der Baumkontrolle ein Anzeichen für einen Pilzbefall sein, auch wenn keine Fruchtkörper erkennbar sind, zum Beispiel wenn der Stamm mit Efeu bedeckt ist (siehe Abb. 7), und sollte stets Anlass sein, den betreffenden Baum genauer in Augenschein zu nehmen.

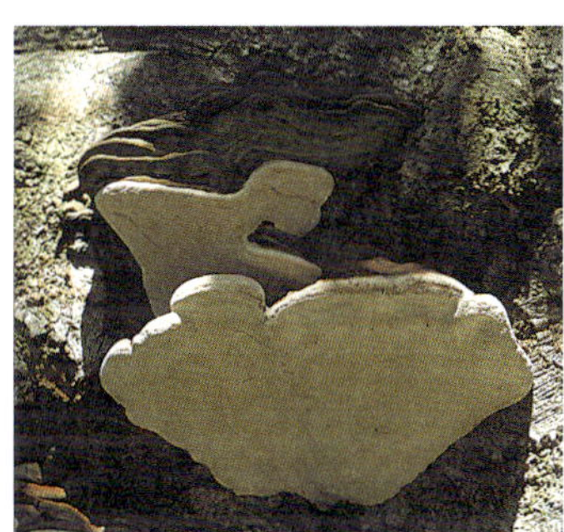

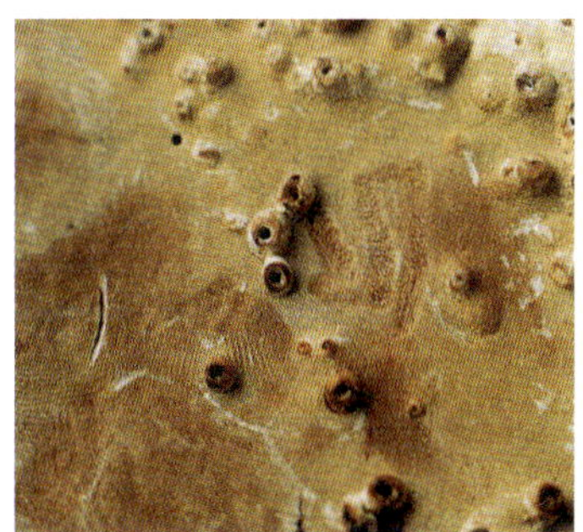

Abb. 3: Die feinporige Unterseite ist im frischen Zustand weiß (links), später bräunlich; beim Flachen Lackporling sind unterseits häufig kleine Gallen erkennbar (rechts)

Fruchtkörper
Wulstiger Lackporling:
Die ebenfalls mehrjährigen, häufig einzeln, aber auch in kleinen Gruppen am Stammfuß erscheinenden Konsolen sehen denen des Flachen Lackporlings sehr ähnlich (Abb. 4), doch sind sie in der Regel etwas wulstiger und dicker (4-10 cm an der Anwachsstelle). Sie werden meist 10-30 cm breit und können 10-25 cm vom Holz abstehen. Die unregelmäßig wellige und höckerige Oberfläche, die eine harte, nicht eindrückbare Kruste besitzt, ist zunächst rotbraun, im Alter mehr grau- oder dunkelbraun bis schwärzlich gefärbt. Während des Wachstums ist der wulstige Rand cremefarben bis gelblich; fehlt diese Zuwachszone, können die Konsolen auf der Borke sehr unscheinbar sein (Abb. 5).
Die ebenfalls feinporige Unterseite (4-5 rundliche Poren / mm) ist im frischen Zustand weiß bis cremefarben und färbt sich beim Berühren sowie im Alter bräunlich. Auch diese Art streut zur Zeit der Sporenreife zahlreiche, mehr rotbraun gefärbte Sporen aus (Abb. 6). Die faserige, korkige Trama ist dunkelrotbraun gefärbt und besitzt im Gegensatz zum Flachen Lackporling keine weißlichen Streifen.

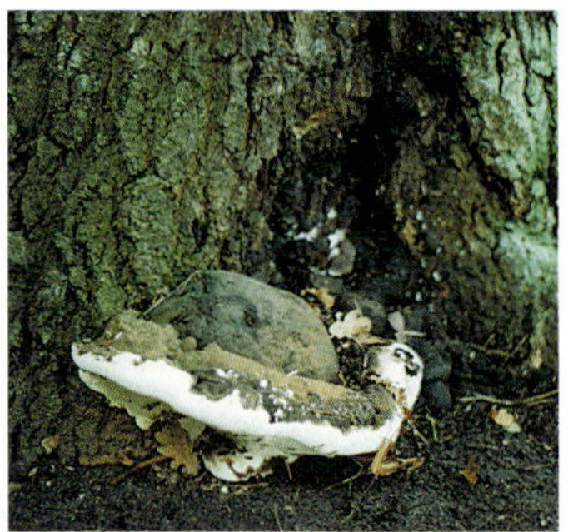

Abb. 4: Die in der Regel etwas wulstigeren und dickeren Konsolen des Wulstigen Lackporlings erscheinen häufig einzeln

Verwechslungsmöglichkeiten:
Eschenbaumschwamm (S. 47 ff.), Zunderschwamm (S. 32 ff.) und Rotrandiger Baumschwamm (S. 34 ff.) sowie auch Tropfender Schillerporling (*Inonotus dryadeus* (Pers.: Fr.) Murr.), der jedoch einjährige Fruchtkörper ausbildet und überwiegend ältere Eichen befällt. Die ab etwa Juli bis zum Herbst am Stammfuß erscheinenden Konsolen werden meist bis ca. 40 cm breit und mehrere Zentimeter dick (Abb. 7). Typischerweise treten sie nicht jedes Jahr auf bzw. nicht immer an ein und

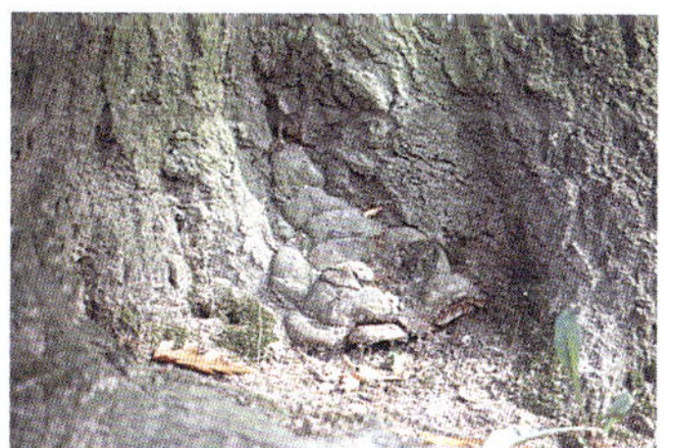

Abb. 5: Fehlt die frische Zuwachsschicht, können die Konsolen sehr unscheinbar sein; auch größere Fruchtkörper können daher leicht übersehen werden

derselben Stelle. Während der Wachstumsphase erscheinen auf der anfangs mit einem cremefarbenen Filz bedeckten Oberseite

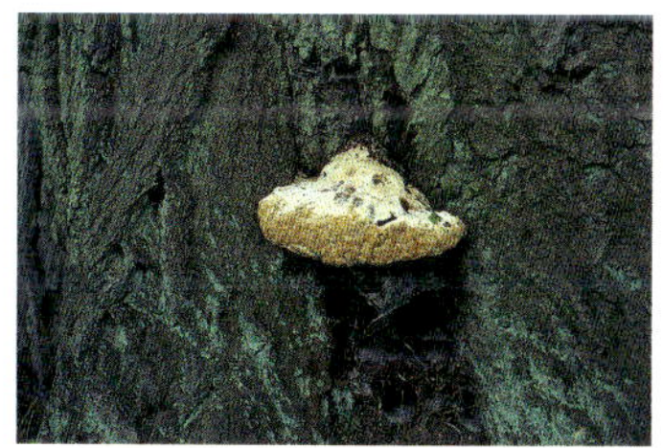

Abb. 7: Verwechslungsmöglichkeit bei Lackporlingen: Tropfender Schillerporling

rostbraune Tropfen (Name!), später bildet sich eine kahle, dünne bräunliche Kruste. Die feinporige Unterseite ist hell gefärbt. Der Pilz verursacht eine Weißfäule in den Wurzeln, im Wurzelstock und Stammfuß, wobei die Wurzelan-

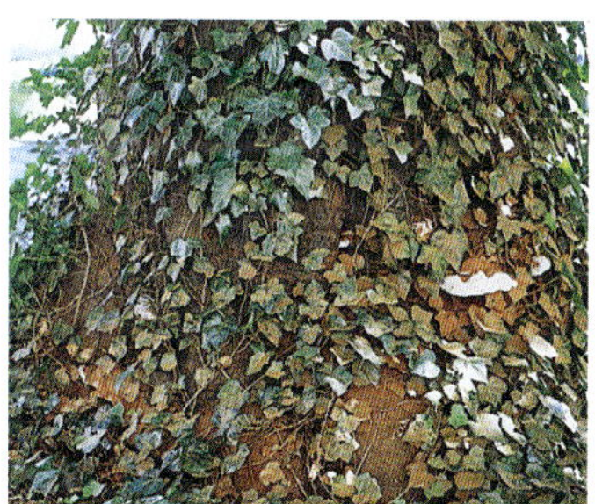

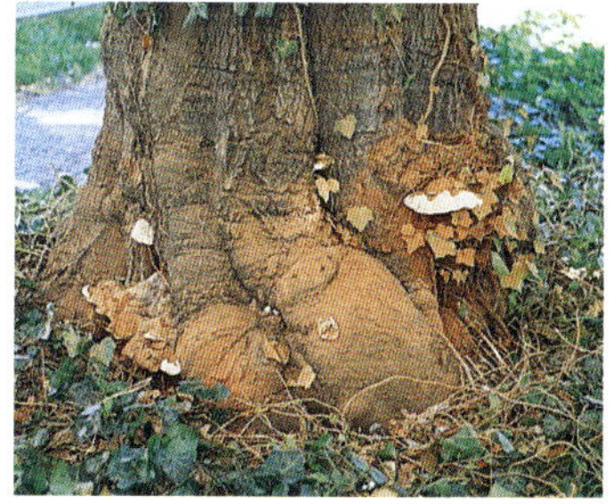

Abb. 6: Brauner Staub am Stammfuß kann auf einen Lackporlingsbefall hindeuten (links) und sollte den Baumkontrolleur veranlassen, sich den Baum genauer anzusehen – nach dem Entfernen des Efeus wurden am Stammfuß dieser Buche mehrere Fruchtkörper erkennbar (rechts)

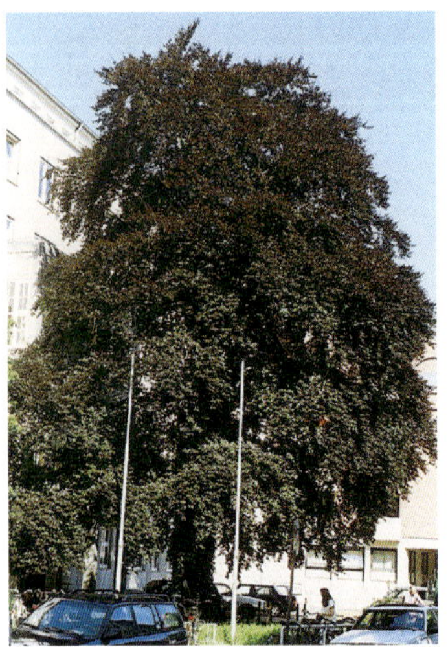

Abb. 8: Die Buche aus Abbildung 6 – Trotz des umfangreichen Holzabbaus im Wurzelstock und Stammfuß zeigen sich keine auffälligen Vitalitätsmängel

läufe und Wurzeln meist von den Unterseiten her angegriffen werden, so dass sie von oben noch intakt erscheinen. Die Fäule breitet sich i. d. R. langsam aus; trotzdem kann die Verkehrssicherheit beeinträchtigt werden.

Holzabbau und Bedeutung:
An Straßen- und Parkbäumen sind sie typische Schwächeparasiten, die im Stammfuß- und Wurzelbereich eine intensive Weißfäule verursachen. Durch den Holzabbau kann sowohl die Stand- als auch die Bruchsicherheit der befallenen Bäume erheblich beeinträchtigt werden, ohne dass sich in der Krone deutliche Vitalitätsmängel zeigen müssen (Abb. 8). Durch Lackporlinge befallene Bäume reagieren oftmals - nicht immer - mit einem so genannten Kompensationswachstum im Bereich des Stammfußes, d. h. mit einem verstärkten Holzzuwachs. Hiermit versucht der Baum, dem im Innern stattfindenden Holzabbau etwas entgegen zu setzen. Auffallend ist dann eine deutliche Verdickung des Stammfußes (Abb. 9).

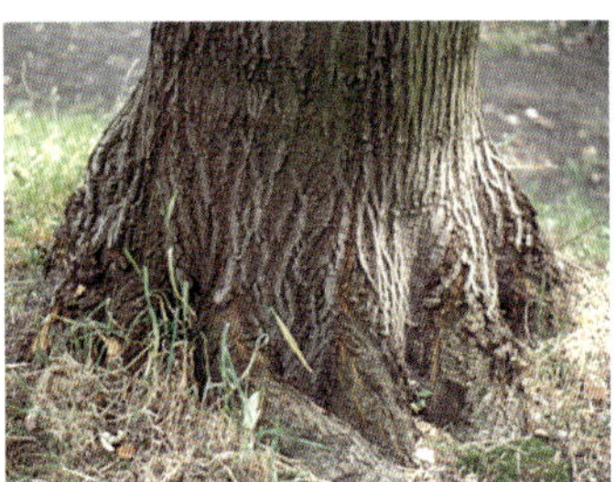

Abb. 9: Symptom für den Befall durch Lackporlinge kann eine Verdickung des Stammfußes sein (Kompensationswachstum)

4.2 Brandkrustenpilz
(*Kretzschmaria deusta* (Hoffm.: Fr.) P. Martin, Syn. *Ustulina deusta* (Hoffm.) Petrak und *Hypoxylon deustum*)

Vorkommen:
Ascomycet (Schlauchpilz), der an vielen Laubbaumarten auftritt, und zwar insbesondere an Linde, Buche und Rosskastanie; u. a. auch an Ahorn, Birke, Esche und Platane; seltener an Nadelbäumen.

Fruchtkörper:
Mehrjährige, sehr unscheinbare Fruchtkörper, die in der Regel am Stammfuß knapp oberhalb des Erdbodens auftreten, und zwar zunächst meist zwischen oder seitlich an den Wurzelanläufen (Abb. 1). Ganzjährig zu erkennen sind die flächenhaft ausgebildeten schwärzlichen, höckerigen und krustenartigen Stromata (verhärtete Struktur aus Pilzgewebe, in das zahlreiche Fruchtkörper mit sporenbildenden Zellen eingesenkt sind; Abb. 2). Etwas auffälliger sind die Fruchtkörper lediglich in der Zeit von Ende März bis Mai, wenn die ebenfalls flächigen, jedoch weißlichen Fruchtkörper der Nebenfruchtform (*Nodulisporium* sp.) gebildet werden. Diese erscheinen später durch den gebildeten Sporenstaub erst bräunlich, dann grau, wobei ein weißer Rand bleibt (Abb. 3). Im Laufe des Sommers werden die Fruchtkörper immer dunkler, bis schließlich wieder das schwarze Stroma entsteht. Im Alter schrumpft das Innere des Stromas, so dass eine brüchige Kruste (Name!) verbleibt, die leicht eingedrückt wer-

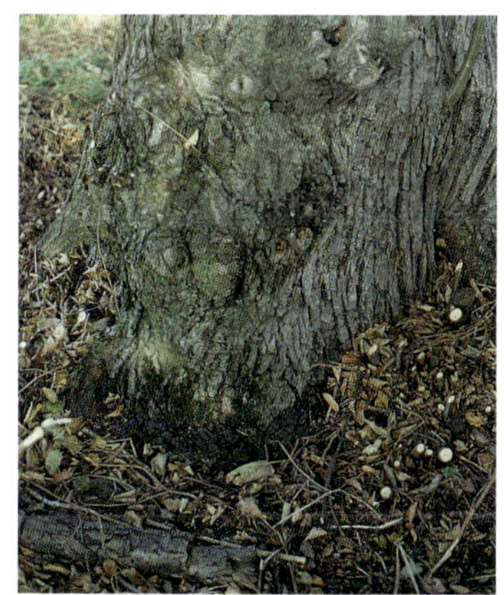

***Abb. 1:* Der Brandkrustenpilz bildet sehr unscheinbare und daher leicht zu übersehende, flächige Sammelfruchtkörper, die am Stammfuß knapp oberhalb des Erdbodens erscheinen**

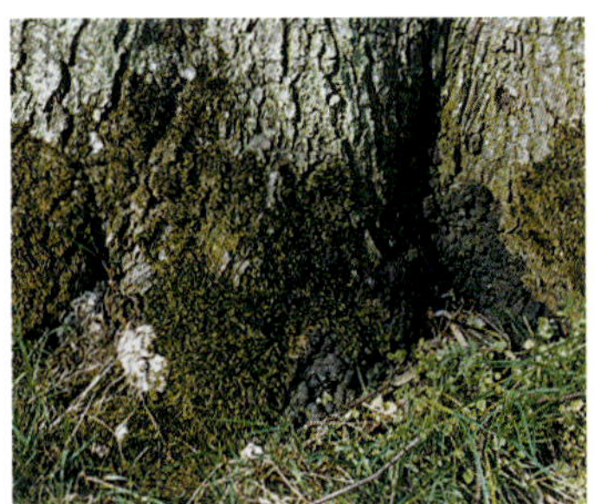

Abb. 2: Ganzjährig erkennbare, krustenartige, höckerige schwarze Stromata, die beim Zerdrücken ein charakteristisches Geräusch verursachen

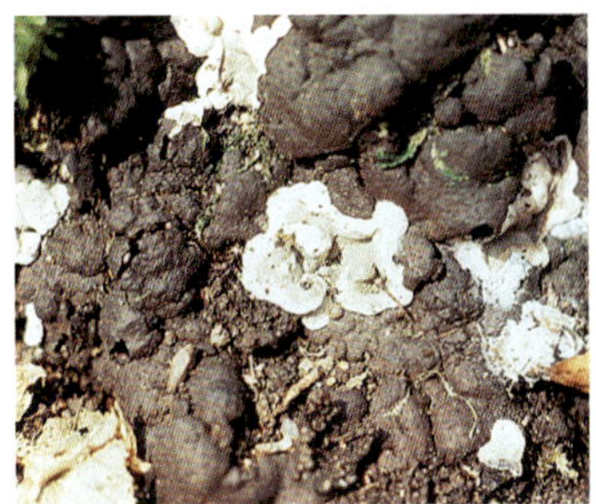

Abb. 3: In der Zeit von Ende März bis Mai werden die weißlichen, auffälligeren imperfekten Fruchtkörper gebildet

den kann, wobei ein typisches, krachendes Geräusch entsteht.

Der Brandkrustenpilz wird aufgrund seiner unscheinbaren Fruchtkörper häufig übersehen und stellt daher im Zusammenhang mit seiner aggressiven Holzzerstörung eine der gefährlichsten Pilzarten an Straßen- und Parkbäumen dar. Es empfiehlt sich, die Kontrolle kritischer Bäume im Frühjahr durchzuführen, da die Fruchtkörper zu dieser Zeit auffälliger sind. Unabhängig davon zeigen sich häufig an befallenen Bäumen, speziell an Linde und Rosskastanie, am unteren Stamm schwärzliche Flecke auf der Rinde (Abb. 4). Sind derartige Flecken

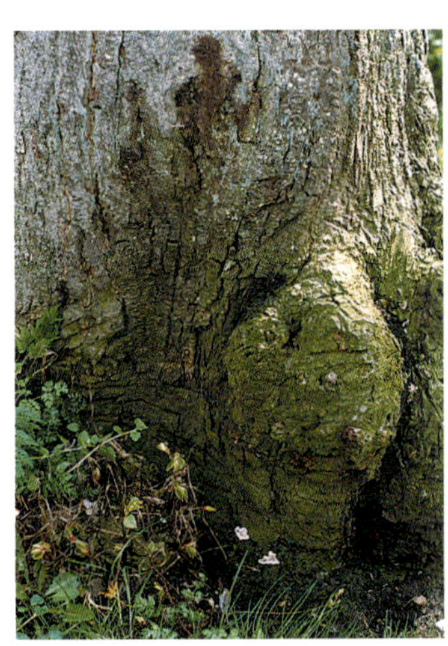

Abb. 4: Schwärzliche Flecke auf der Rinde (oben im Bild) können auf einen Befall durch den Brandkrustenpilz hindeuten

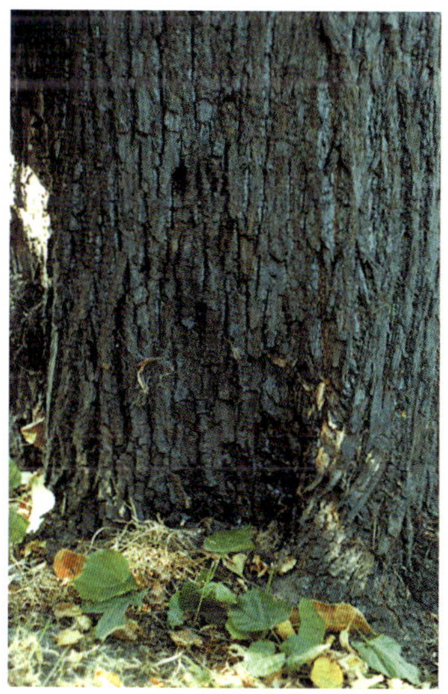

Abb. 5: Infolge einer fortgeschrittenen Fäule durch den Brandkrustenpilz können abgeflachte Stammbereiche entstehen

vorhanden, sollte dies für den Baumkontrolleur stets Anlass sein, den Stammfuß und dort insbesondere die Bereiche zwischen den Wurzelanläufen hinsichtlich vorhandener Fruchtkörper oder einer möglichen Fäule zu untersuchen. Darüber hinaus können auch abgestorbene Rindenbereiche, abgeflachte Stammpartien oder abgestorbene Wasserreiser (insbesondere an Linde) auf einen Befall hindeuten (Abb. 5).

Verwechslungsmöglichkeiten:
Keine naheliegenden Verwechslungsmöglichkeiten mit anderen Pilzfruchtkörpern.

Holzabbau und Bedeutung:
Der Brandkrustenpilz besiedelt Bäume in erster Linie über Wurzelverletzungen oder Wunden an der Stammbasis. Darüber hinaus hat er die Fähigkeit, sich über Wurzelkontakte zwischen befallenen und gesunden Bäumen auszubreiten, was insbesondere bei der Kontrolle von Alleebeständen beachtet werden muss.
Die Fäule führt in der Regel zu einer erheblichen Beeinträchtigung der Verkehrssicherheit. Der Pilz erzeugt eine intensive Fäule im Wurzelbereich und in der Stammbasis, die sich von dort auch mehrere Meter in den Stamm hinein und nach oben entwickeln kann. Dies ist meist dann der Fall, wenn im Stammkopfbereich große Wunden oder Kappstellen vorhanden sind. Es verursacht eine Moderfäule. Die Holzzersetzung beginnt meist im zentralen Bereich des Wurzelstocks, so dass die im äußeren Teil der Wurzeln

und des Stammes stattfindende Wasser- und Nährstoffversorgung noch über längere Zeit gewährleistet ist und sich in der Krone des befallenen Baumes über lange Zeit keine Vitalitätsmängel zeigen müssen. Diese Tatsache ist oftmals auch die Ursache für ein vermeintlich nicht vorhersehbares Umbrechen noch dicht belaubter Bäume - ein Beispiel dafür, dass von der Belaubungsdichte nicht auf die Verkehrssicherheit geschlossen werden darf. Gelegentlich kann der Brandkrustenpilz auch in höher gelegenen Stammbereichen auftreten, wie zum Beispiel an großen, eingefaulten Astungswunden oder Kappstellen.

Praxiserfahrungen haben gezeigt, dass die Fäule sehr unterschiedlich ausgeprägt sein kann, so dass fünf verschiedene Befallstypen unterschieden werden können: Bei der **lokalen** oder der **segmentalen Fäule** sind mehr oder weniger kleine Bereiche (oft zwischen den Wurzelanläufen) betroffen, weshalb hier eine Beeinträchtigung der Verkehrssicherheit meist noch nicht zu erwarten ist. Bei einer **einseitigen Fäule** ist mit weiträumigen Schäden im Wurzelbereich zu rechnen, bei Straßenbäumen oft auf der Fahrbahn- oder Gehwegseite. Bei der **sternförmigen Fäule** tritt die Fäule zwischen mehreren Wurzelanläufen hervor, wobei stets noch intakte Bereiche vorhanden sind, so dass der Baum wie auf Ständern steht. Bei der **zentralen Fäule** entwickelt sich die Fäule von innen nach außen, so dass in der Endphase nur noch wenige Zentimeter intakten Holzes vorhanden sind; dieser Fall ist besonders kritisch, da äußerlich meist keine Anzeichen auf den Schaden hindeuten. Unabhängig vom Befallstyp ist in jedem Fall eine genauere Untersuchung erforderlich. Die Befallstypen können teilweise relativ gut einzelnen Baumgattungen oder auch -arten zugeordnet werden, doch tritt normalerweise nie ein Befallstyp ausschließlich an einer Gattung / Art auf, da durch Weiterentwicklung von einem Anfangsbefall zu einer fortgeschrittenen Fäule mehrere Formen oder auch bestimmte Übergangsformen zwischen den verschiedenen Befallstypen auftreten können.

4.3 Eschenbaumschwamm (*Perenniporia fraxinea* (Fr.) Ryv., Syn. *Fomitopsis cytisina, Fomes fraxineus*)

Vorkommen:

Tritt häufig an Robinie und Esche auf; auch an anderen Laubbaumarten.

Fruchtkörper:

Mehrjährige Fruchtkörper, die einzeln oder in kleinen Gruppen zwischen oder an den Wurzelanläufen erscheinen (Abb. 1); sie werden offenbar erst im Spätstadium eines Befalls ausgebildet, so dass der Baumkontrolleur auch auf andere Symptome achten muss (s. u.). Am auffälligsten sind die frischen Fruchtkörper, die etwa ab Spätsommer erscheinen; sie sind oberseits creme- bis ockerfarben oder auch grau gefärbt und besitzen eine feinfilzige Struktur (Abb. 2).

Ältere Exemplare sind dagegen kahl, bräunlich bis schwärzlich gefärbt (Abb. 3) oder erscheinen durch Algen oder Schmutzablagerungen grünlich oder grau (Abb. 1), wodurch sie sehr unscheinbar werden. Die Fruchtkörper entwickeln sich von einem kleinen Anfangsstadium (Abb. 4) zu meist 10-20 cm breiten und ca. 10 cm dicken Konsolen mit einer wellig-höckerigen Oberseite, die 6-20 cm vom Holz abstehen können. Wenn mehrere Exemplare zusammengewachsen sind, können die Fruchtkörpergebilde

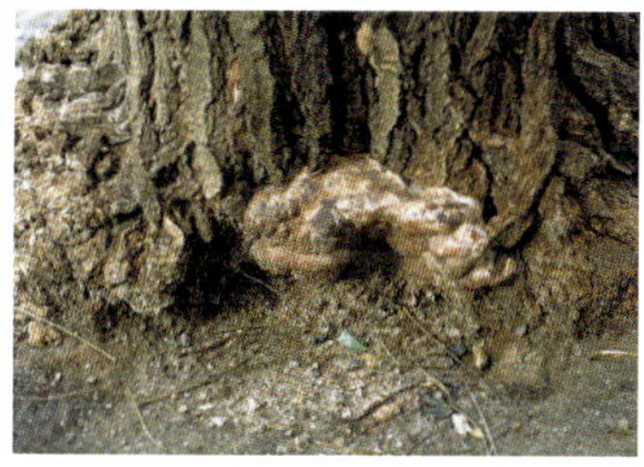

Abb. 1: Die Fruchtkörper des Eschenbaumschwamms treten einzeln oder in kleinen Gruppen am Stammfuß auf

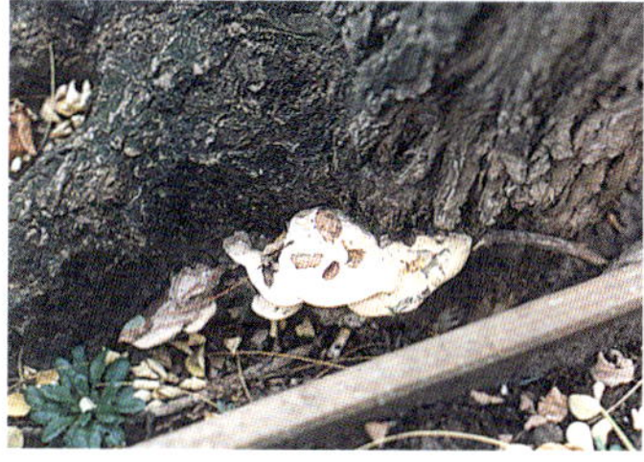

Abb. 2: Frische Fruchtkörper sind auf der Oberseite creme- bis ockerfarben und daher am auffälligsten gefärbt

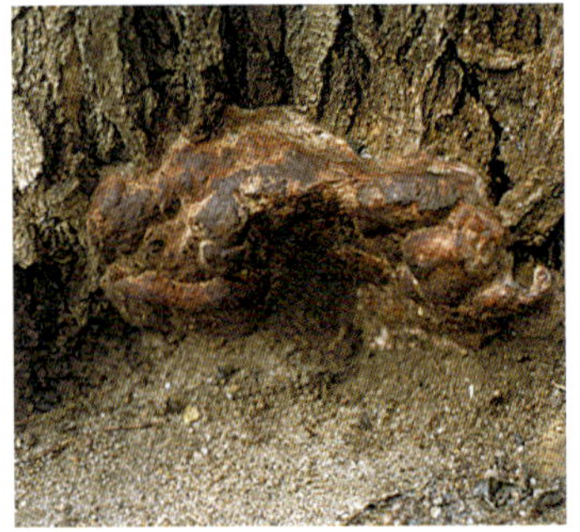
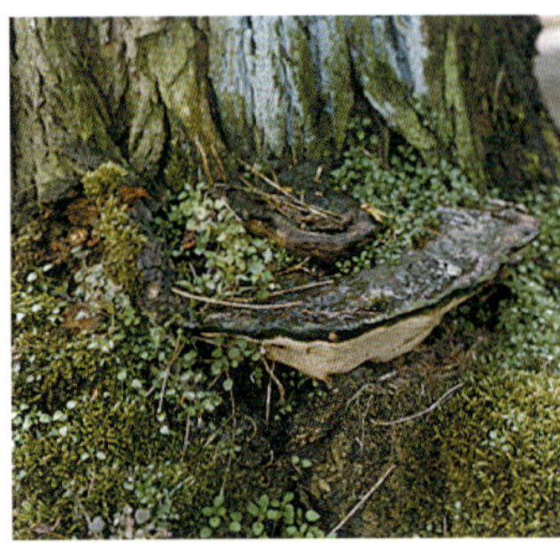

Abb. 3: Ältere Exemplare sind oberseits bräunlich (links) oder schwärzlich gefärbt (rechts)

durchaus eine Breite von bis zu 50 cm erreichen. Der Rand der Fruchtkörper ist mehr oder weniger scharf, unregelmäßig wellig gekerbt und im frischen Zustand creme- bis orangefarben, später bräunlich. Die feinporige Unterseite (4-6 rundlich-eckige Poren / mm) ist zunächst ebenfalls cremefarben und verfärbt sich im frischen Zustand auf Druck braun-violett, später wird sie mehr korkfarben oder auch grau-violett. Zur Zeit der Sporenreife streut der Pilz eine Vielzahl farbloser Sporen aus, die wie ein helles Pulver auf dem Fruchtkörper und in seiner näheren Umgebung erscheinen (wesentlicher Unterschied zu Lackporlingen, die braune Sporen besitzen). Die Trama, das Fleisch, besitzt eine auffallend korkartige Konsistenz und Farbe.

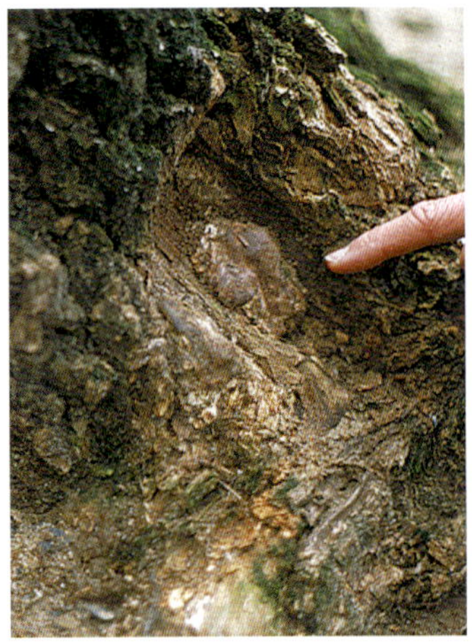

Abb. 4: Die Fruchtkörper können sehr klein und unscheinbar sein

Verwechslungsmöglichkeiten:
Lackporlinge (siehe Seite 38) und Schwefelporling (nur im Anfangsstadium; siehe Seite 22).

Holzabbau und Bedeutung:
An Robinie verursacht der Eschenbaumschwamm eine meist intensive Weißfäule im Kernholz der stärkeren Wurzeln und des Stammfußes, die bis in eine Höhe von maximal etwa 50 cm reicht. Darüber hinaus kann sich eine Weißfäule im Splintholz der Wurzeln und Wurzelanläufe entwickeln. Durch die Zersetzungstätigkeit kann sowohl die Stand- als auch die Bruchsicherheit erheblich beeinträchtigt werden. Bevorzugt befallen werden Robinien auf ungünstigen, stark verdichteten Standorten mit kleinen Baumscheiben; häufig sind auch noch sehr junge Exemplare betroffen (mit ungefähr zwanzig Standjahren), bei denen sonst noch nicht mit einer umfangreichen Fäule gerechnet wird. Sind keine Fruchtkörper vorhanden, können Hinweise auf einen Befall u. a. ein vom Normalfall abweichendes Rindenbild an und zwischen den Wurzelanläufen sowie eine wulstige Ausformung des Stammfußes sein (Abb. 5). Derartige Wülste müssen von den infolge einer (Fuß-)Veredlung entstandenen Verdickungen am Stammfuß unterschieden werden.

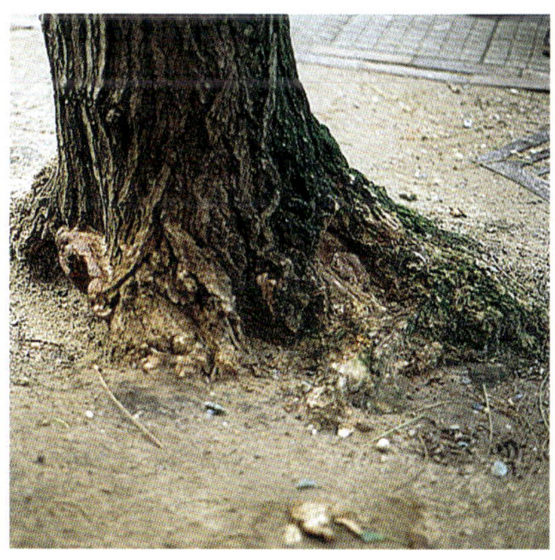

Abb. 5: Befallene Robinie mit wulstartigem Stammfuß und ungewöhnlichem Rindenbild

4.4 Hallimasch (*Armillaria* spp.)

Vorkommen:
Eine der wichtigsten und am weitesten verbreiteten Gattung holzzerstörender Pilze, die nahezu jede Laub- und Nadelbaumart befallen kann, und zwar vor allem in wald- und parkartigen Beständen, seltener im Straßenbereich. Aufgrund der großen Variabilität unterscheidet man in Europa heute fünf wichtige Arten von forstlicher und pflanzenpathogener Bedeutung, die sich in ihrer geographischen und ökologischen Verbreitung, in ihrer Wirtsspezifizität sowie in ihrer Pathogenität unterscheiden. Als wichtigste Primärparasiten gelten *Armillaria mellea* im engeren Sinne, der „Honiggelbe Hallimasch“, auf den sich im wesentlichen die nachfolgenden Ausführungen beziehen, sowie *A. ostoyae*, der „Dunkle Hallimasch“.

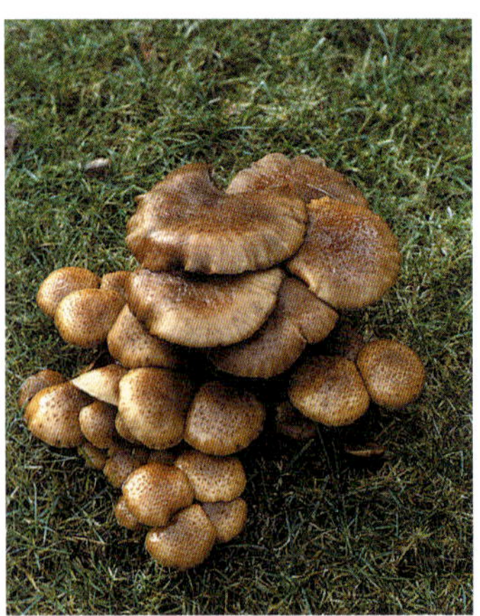

Abb. 1: Die Fruchtkörper des Hallimasch erscheinen in mehr oder weniger großen Gruppen

Fruchtkörper:
Die einjährigen, meist von September bis November in mehr oder weniger großen Gruppen erscheinenden gestielten Hüte können sowohl direkt am Stammfuß als auch im Wurzelbereich auftreten. Sie werden bis etwa 10 cm breit, sind anfangs kugelig-geschlossen, dann konvex und später ausgebreitet (Abb. 1). Sie sind oberseits honiggelb bis bräunlich gefärbt mit einer etwas dunkleren Mitte und besitzen unterschiedlich große, ebenso gefärbte Schuppen, die im Laufe der Entwicklung jedoch weitgehend verschwinden. Auf der Hutunterseite befinden sich dünne, nicht besonders dicht stehende Lamellen, die meist leicht am Stiel herablaufen (Abb. 2); sie sind zunächst weißlich, später rötlich-braun gefärbt, und zur Sporenreife werden zahl-

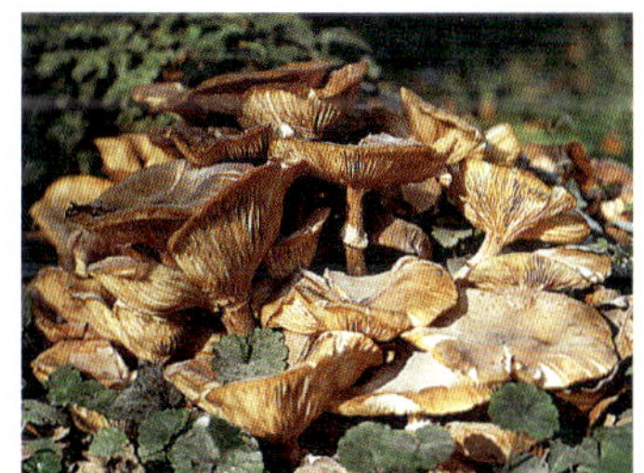

Abb. 2: Bei voll entfalteten Hüten sind die auf der Unterseite befindlichen Lamellen gut erkennbar

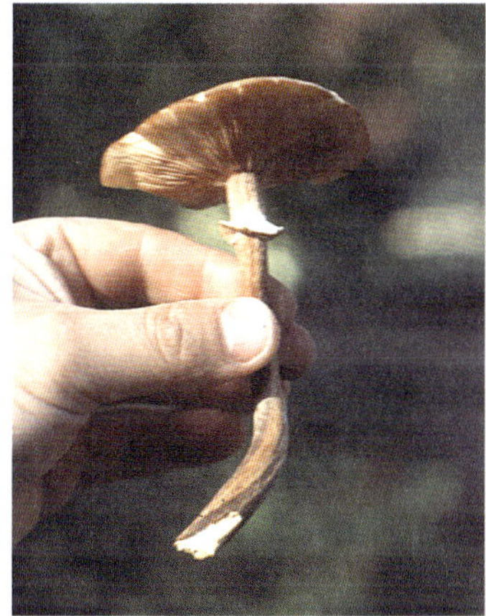

Abb. 3: Nach Entfaltung der Hüte verbleibt am Stiel ein charakteristischer häutiger Ring, der auch an weitgehend vergangenen Fruchtkörpern noch erkennbar ist

reiche weißliche bis cremefarbene Sporen ausgestreut. Das weiße Fleisch ist im Hut relativ weich, im Stiel faserig. Der bis etwa 12 cm lange und häufig etwas gekrümmte Stiel ist im oberen Bereich weißlich bis bräunlich gefärbt, an der keulenförmig verdickten Basis mehr schwärzlich. Hat sich der Hut entfaltet, verbleibt am Stiel ein charakteristischer häutiger Ring, der auch an weitgehend vergangenen Fruchtkörpern noch ein sicheres Erkennungsmerkmal ist (Abb. 3). Die Fruchtkörper sind essbar, aber nicht unbedingt bekömmlich.

Verwechlungsmöglichkeiten:
Sparriger Schüppling (S. 58).

Holzabbau und Bedeutung:
Für die Baumkontrolle ist der Hallimasch unter zwei Gesichtspunkten von Bedeutung: Erstens kann er lebende Bäume durch die Schädigung des Kambiums in der Vitalität beeinträchtigen und nachfolgend auch zum Absterben bringen; zweitens kann er eine Weißfäule im Holzkörper verursachen, wodurch eine mangelnde Verkehrssicherheit entstehen kann. Die Besiedlung der Bäume erfolgt beim Hallimasch entweder durch

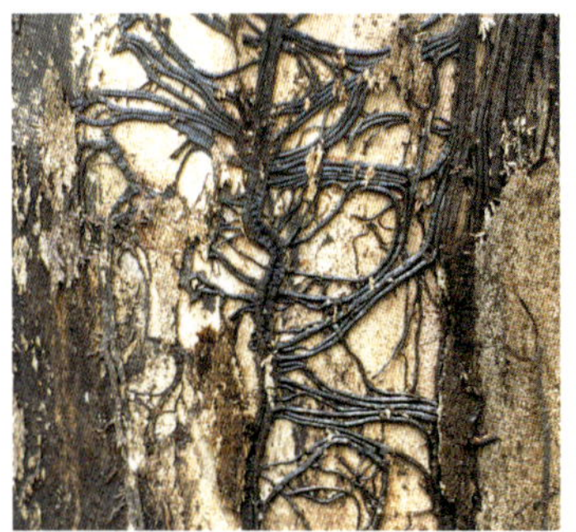

Abb. 4: Die schwarzen Rhizomorphen sind ein gutes Erkennungsmerkmal des Hallimasch, wenn keine Fruchtkörper vorhanden sind

Sporen über Wunden, durch Wurzelkontakte zwischen benachbarten Bäumen oder durch die im Boden wachsenden Rhizomorphen (Abb. 4). Diese verzweigten, bis etwa 2 mm dicken, schwarzen Mycelstränge wachsen durch die vom Pilz abgetötete Rinde in die Wurzeln hinein. Ausgehend von den Wurzeln kann der Pilz zwischen Rinde und Holzkörper auch in höhere Stammbereiche vordringen und das Kambium zum Absterben bringen (Abb. 5). Wird die Rinde in frisch befallenen Bereichen ent-

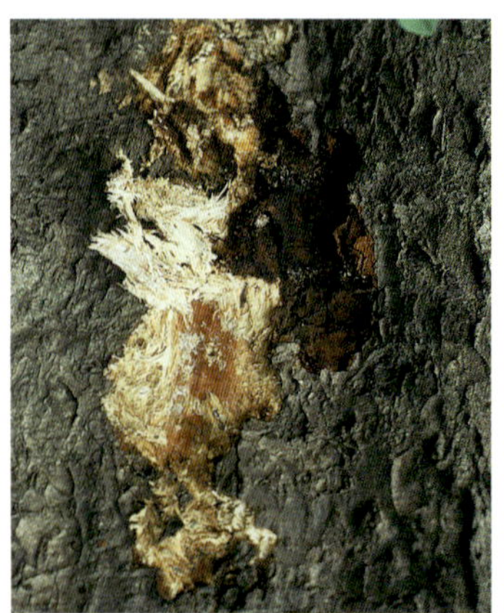

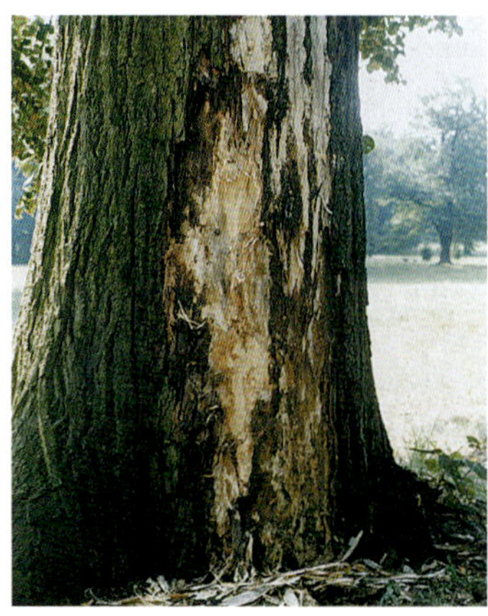

Abb. 5: Durch die vom Pilz verursachten Kambiumschäden kann nachfolgend in den befallenen Bereichen die Rinde leicht abgelöst werden (links Sorbus, rechts Linde)

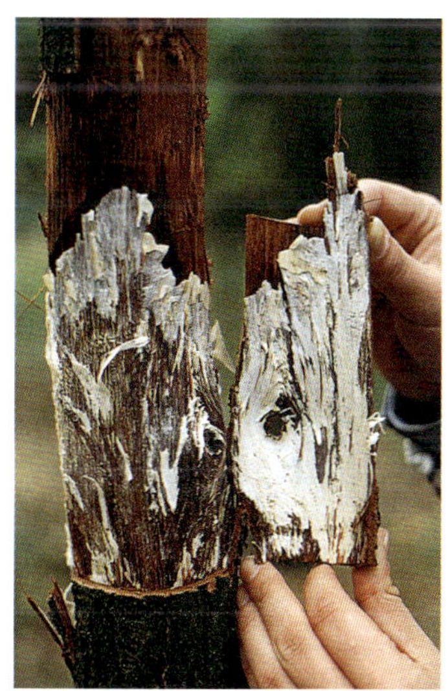

Abb. 6: In frisch befallenen Bereichen kommt unter der abgelösten Rinde ein weißes Mycel zum Vorschein

fernt, kommt ein weißes Mycel zum Vorschein (Abb. 6), bei älteren Befällen die schwarzen Rhizomorphen, mit denen der Pilz nach dem Absterben des Baumes aus dem weißen Mycel wächst. Im Gegensatz zu den Fruchtkörpern sind die Rhizomorphen das ganze Jahr über zu finden und stellen damit für den Baumkontrolleur ein sicheres Bestimmungsmerkmal dar.

Durch die Schädigung des Kambiums kann der Baum erhebliche Vitalitätsmängel erleiden oder, wenn das Kambium auf dem gesamten Stammumfang zerstört ist, sogar absterben, wobei die Verkehrssicherheit hiervon zunächst unbeeinträchtigt bleibt. Zu einer mangelnden Stand- und Bruchsicherheit kann es dann kommen, wenn der Hallimasch eine Fäule im Holzkörper verursacht. Die intensive Weißfäule beschränkt sich meist auf die Wurzeln und den unteren Stammbereich und wird daher auch als Stockfäule bezeichnet. Das zersetzte Holz bekommt zwar die für eine Weißfäule typische faserige und sehr feuchte Konsistenz, jedoch fehlt die für andere Weißfäuleerreger charakteristische Aufhellung des Holzes.

4.5 Riesenporling

(*Meripilus giganteus* (Pers.: Fr.) P. Karsten)

Vorkommen:

Der typische Pilz an Buche. Zum Wirtsspektrum gehören u. a. auch Rosskastanie und Eiche (insbesondere Roteiche) sowie *Sorbus*.

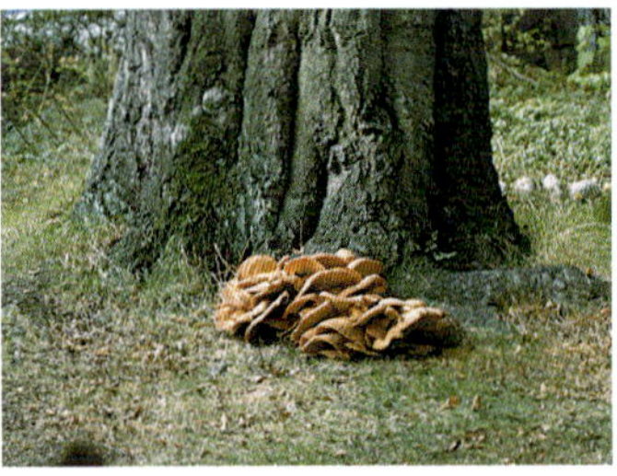

Abb. 1: Die Fruchtkörper des Riesenporlings im Wurzelbereich einer Buche

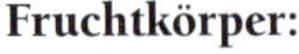

Fruchtkörper:

Einjährige Fruchtkörper, die von etwa Juli bis November sowohl direkt an den Wurzelanläufen als auch in größerer Entfernung vom Stamm auftreten können (Abb. 1). Aus einem wulstigen Anfangsstadium entwickeln sich sehr rasch große Fruchtkörper-Horste, die aus mehreren dachziegelartig über- und nebeneinander wachsenden Hüten bestehen, welche einer knollenförmigen Basis entspringen (Abb. 2). Die Horste können mit einem Gesamtdurchmesser von teilweise über 1 m „riesig" werden (Name!). Der einzelne halbkreis- bis fächerförmige Hut, der etwa 30 cm breit und 1-2 cm dick wird, besitzt einen welligen, häufig auch eingeschnittenen Rand. Bei jungen Exempla-

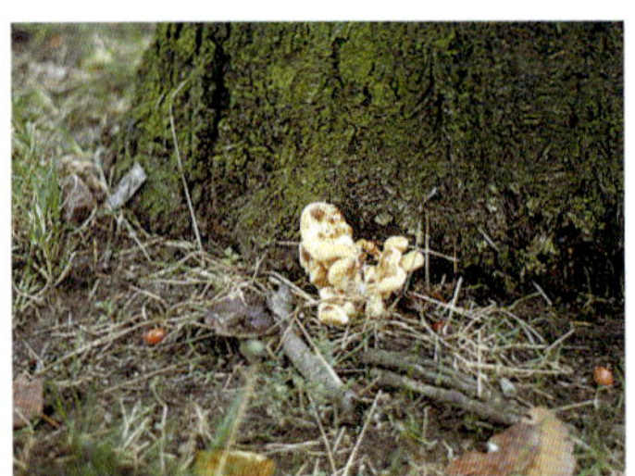

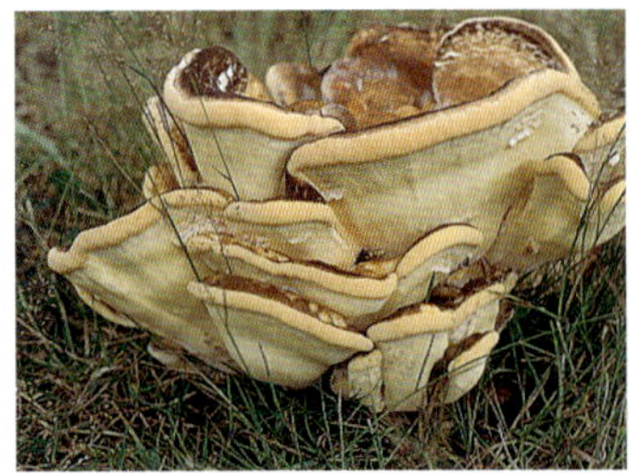

Abb. 2: Aus einem wulstigen Anfangsstadium (links) entwickeln sich große Fruchtkörper-Horste, die aus mehreren dachziegelartig über- und nebeneinander wachsenden Hüten bestehen (rechts)

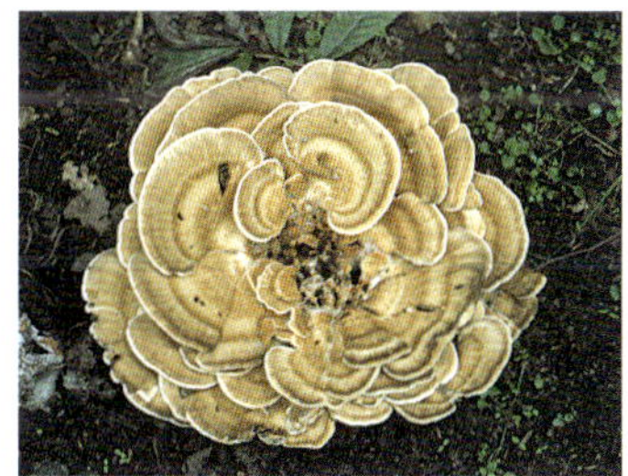

Abb. 3: *Junge Exemplare sind oberseits cremefarben und besitzen eine gelb-braune konzentrische Zonierung*

ren ist die Oberseite cremefarben mit einer gelb-braunen konzentrischen Zonierung (Abb. 3); im Laufe der Entwicklung werden die Oberseiten dunkler und erhalten schließlich ein dunkelbraunes bis schwärzliches Aussehen, wodurch die Zonierung weniger auffällt (Abb. 4). Die porige, weiße bis cremefarbene Unterseite (3-5 rundliche Poren / mm) verfärbt sich nach Berührung sowie im Alter braun-schwarz (s. Abb. 2). Das weiche, faserige Fleisch - die Trama - ist weißlich bis cremefarben. Die Fruchtkörper haben eine relativ geringe Lebensdauer; sie fallen in der Regel nach wenigen Wochen zusammen und werden dann zu einer matschigen, meist schwarzen Masse (Abb. 5), die alten Bananenschalen ähnelt.

Verwechslungsmöglichkeiten:
Beim Auftreten der Fruchtkörper an Eichen mit Schwefelporling (nur im Anfangsstadium; siehe Seite 22); oder **Klapperschwamm** [*Grifola frondosa* (Dicks.: Fr.) S.F. Gray]. Der Klapperschwamm tritt an Eichen und Esskastanien auf und bringt im Herbst bis zirka

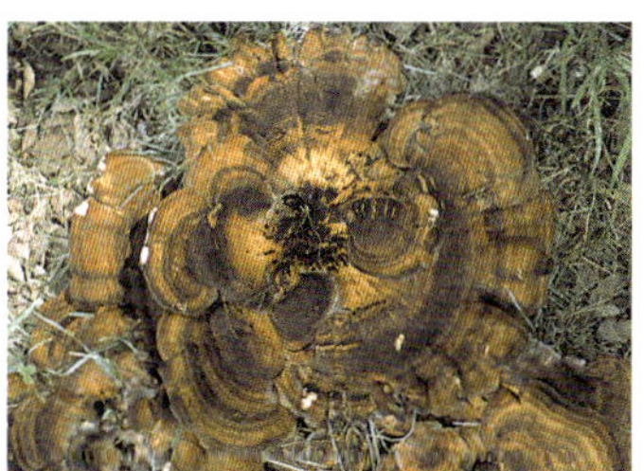

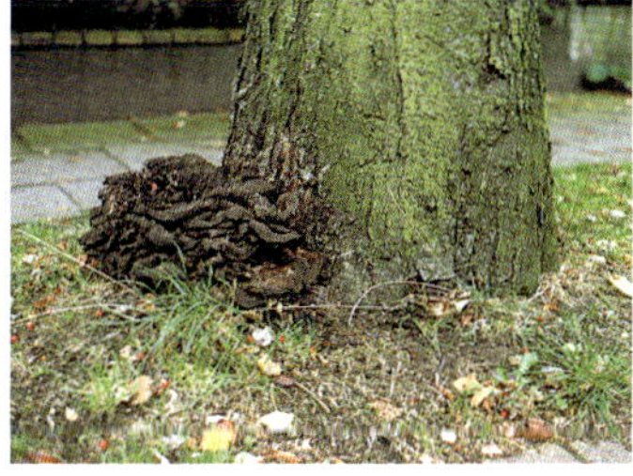

Abb. 4: *Im Laufe der Entwicklung werden die Oberseiten bräunlich (links) und erhalten schließlich ein schwärzliches Aussehen (rechts)*

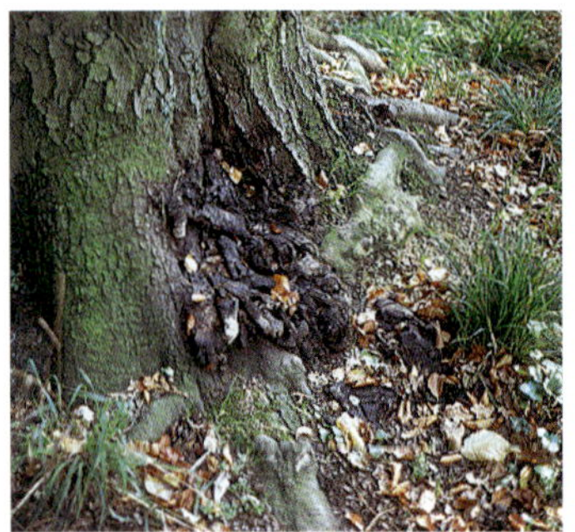

Abb. 5: Die Fruchtkörper fallen nach wenigen Wochen zu einer matschigen, meist schwarzen Masse zusammen

50 cm breite Fruchtkörper-Horste aus vielen Einzelhüten im Wurzelbereich hervor (Abb. 6). Die Hüte unterscheiden sich vom Riesenporling dadurch, dass die graubraun gefärbten Oberseiten radial gestreift sind, dass bei Druck auf die helle, porige Unterseite keine Verfärbung entsteht und, dass die Fruchtkörper - vor allem nach dem Trocknen - ausgesprochen unangenehm riechen.

Holzabbau und Bedeutung:

Beim Riesenporling handelt es sich um einen Schwächeparasiten, der den Baum über verletzte oder abgestorbene Wurzeln besiedelt. Sein Auftreten ist ein Zeichen für zerstörte Wurzeln, wodurch vor allem die Standsicherheit des Baumes beeinträchtigt wird (Abb. 7). Der Pilz kann sowohl eine Weißfäule als auch eine Moderfäule verursachen.Er wächst in den Wurzeln sowie im Wurzelstock und kann bis in den Stammfußbereich vordringen. Bei der Kontrolle muss beachtet werden, dass oftmals erst die tiefer gelegenen Wurzeln befallen und abgebaut werden, während die oberflächennah verlaufenden Wurzeln sowie die Stammbasis noch über lange Zeit intakt sein können. Darüber hinaus werden die Wurzeln in der Regel zuerst auf der Unterseite befallen, so dass sie

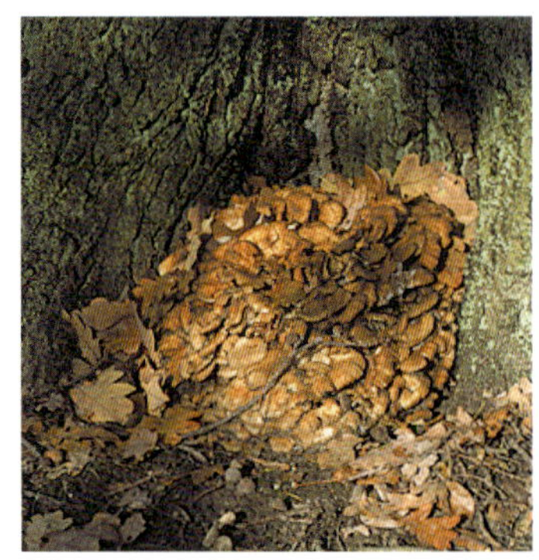

Abb. 6: Verwechslungsmöglichkeit beim Riesenporling: Klapperschwamm

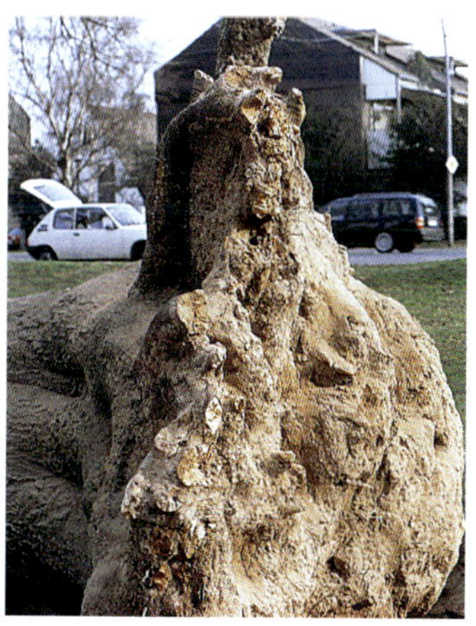

Abb. 7: Durch den Holzabbau in den Wurzeln beeinträchtigt der Riesenporling vor allem die Standsicherheit

von oben noch gesund erscheinen. Da über noch intakte Wurzelbereiche die Versorgung der Krone mit Wasser und Nährsalzen noch über einen langen Zeitraum möglich ist, sind zunächst meist keine auffälligen Vitalitätseinbußen erkennbar; diese treten in der Regel erst in einem weit fortgeschrittenen Stadium des Befalls auf. Für eine fachgerechte Beurteilung der Wurzelschäden muss daher ein Freilegen der Wurzeln erfolgen, damit auch die Unterseiten der Wurzeln begutachtet werden können.

Auf umfangreiche Wurzelverluste reagieren Bäume häufig mit der Bildung von Adventivwurzeln, d. h. mit Ersatzwurzeln, die dem Stamm an der Basis unvermittelt entspringen. Derartige Wurzeln können - auch wenn keine Fruchtkörper des Riesenporlings vorhanden sind - ein Anzeichen für einen möglichen Befall im Wurzelbereich und damit ein wichtiger Hinweis für den Baumkontrolleur sein.

Treten Adventivwurzeln sehr zahlreich auf, sollte eine erneute Begutachtung im Spätsommer / Herbst erfolgen, da zu dieser Zeit möglicherweise Fruchtkörper vorhanden sind, und so der Verdacht auf einen Befall mit dem Riesenporling und damit auf entsprechende Wurzelschäden bestätigt werden kann.

4.6 Sparriger Schüppling

(*Pholiota squarrosa* (Müller: Fr.) Kummer)

Vorkommen:

Tritt an zahlreichen Laubbaumarten auf, häufig an Ahorn, Linde, *Sorbus* und Weide sowie Apfel und Walnuss; selten an Nadelbäumen.

Fruchtkörper:

Einjährige, in Hut und Stiel gegliederte Fruchtkörper, die meist von September bis November in mehr oder weniger großen Büscheln am Stammfuß erscheinen. Anfangs sind die etwa 5-10 cm breit werdenden Hüte halbkugelig geformt, später konvex und schließlich ausgebreitet (Abb. 1), wobei der Rand lange Zeit eingerollt bleibt. Die hellgelb bis gelbbräunlich gefärbte Hutoberseite trägt zahlreiche spitze, konzentrisch angeordnete rotbraune Schuppen, die bei jungen Exemplaren besonders auffallend sind, da sie noch dicht beieinander stehen, meist aufwärts gekrümmt sind und sparrig (Name!) abstehen (Abb. 2). Nach der vollständigen Entfaltung der Hüte heben sich die etwas blasser werdenden und dichter anliegenden Schuppen weniger ab oder verschwinden gänzlich (Abb. 3). Auf der Hutunterseite besitzt der Sparrige Schüppling schmale, sehr dicht stehende, bogige Lamellen, die am Stiel angewachsen

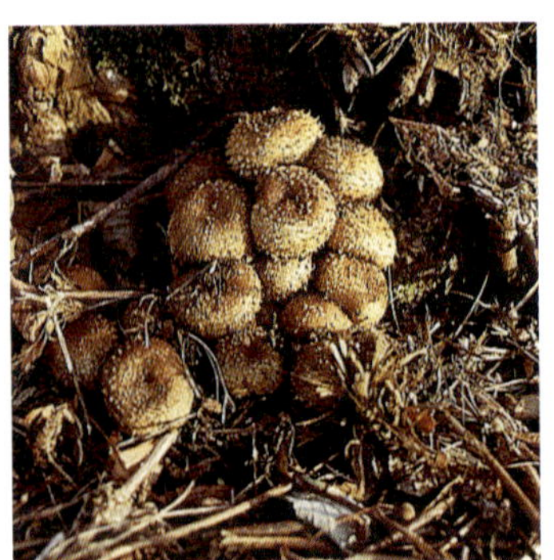

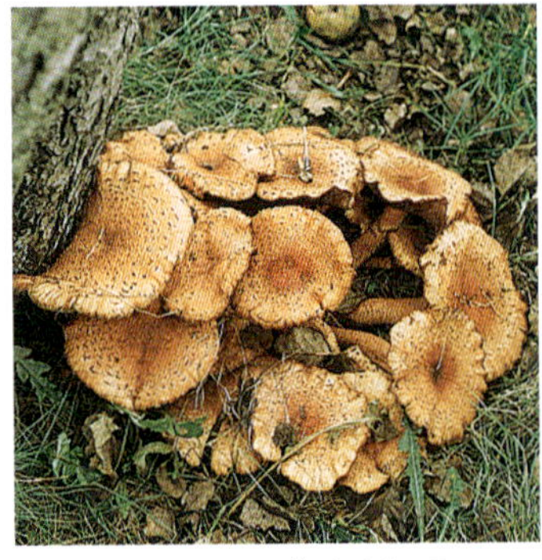

Abb. 1: Die Hüte des Sparrigen Schüpplings sind zunächst halbkugelig (links), später ausgebreitet (rechts)

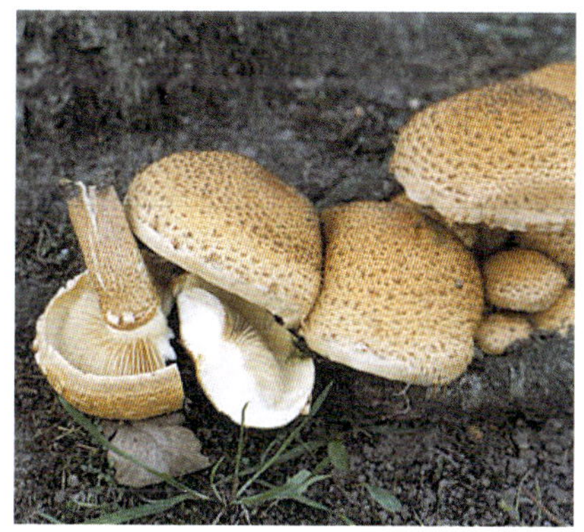

Abb. 2: Hut und Stiel sind mit zahlreichen spitzen, rotbraunen Schuppen bedeckt, die sparrig abstehen

Basis bis zu dem ringartigen Häutchen reichen, das bei jungen Fruchtkörpern den Hutrand mit dem Stiel verbindet und bei der Entfaltung der Hüte meist fetzenweise am Hutrand hängen bleibt. Das Fleisch ist im Hut weißlich bis gelblich, im Stiel dagegen meist bräunlich.

sind oder an diesem leicht herablaufen. Während der Entwicklung der Hüte verändern die Lamellen ihre Farbe: Anfangs sind sie blassgelb, später beige und schließlich durch die ausgestreuten braunen Sporen bräunlich (siehe Abb. 2 und 3). Der hellgelbe, an der Basis rotbraun gefärbte Stiel wird bis zu 12 cm lang und ist meist etwas gebogen. Er trägt ebenfalls zahlreiche rotbraune Schuppen (siehe Abb. 2), die von der

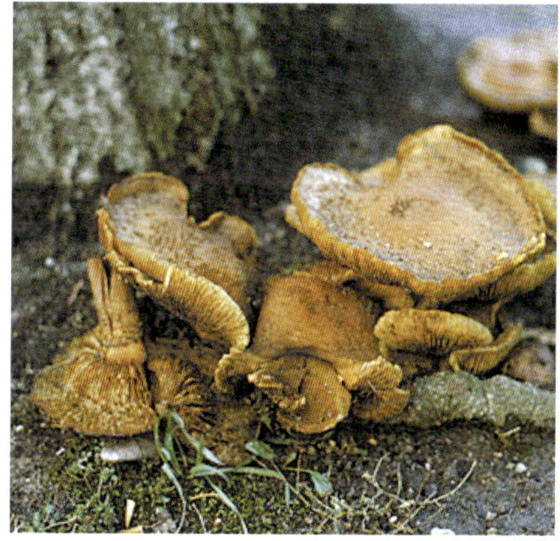

Abb. 3: Nach vollständiger Entfaltung der Hüte heben sich die Schuppen weniger ab

Verwechslungsmöglichkeiten:
Andere Schüpplinge sowie Hallimasch (siehe Seite 50).

Holzabbau und Bedeutung:
Der Sparrige Schüppling ist ein Schwächeparasit, der alte Bäume über abgestorbene Wurzeln sowie Wurzel- oder Stammfußwunden besiedelt und eine Weißfäule im Wurzelstock und unteren Stamm verursacht. Die Fäule ist in der Regel lokal begrenzt und breitet sich langsam aus, so dass geschädigte Holzbereiche oftmals nur schwer zu lokalisieren sind. Bisherige Erfahrungen haben gezeigt, dass eine Beeinträchtigung der Verkehrssicherheit durch einen alleinigen Befall mit dem Sparrigen Schüppling meist nicht erfolgt, sondern nur dann, wenn der Sparrige Schüppling in Verbindung mit anderen, aggressiveren holzzerstörenden Pilzen auftritt, wie z. B. mit dem Hallimasch oder dem Brandkrustenpilz. Aus diesem Grund muss auch bei einem Auftreten des an sich weniger gefährlichen Sparrigen Schüpplings stets geprüft werden, ob möglicherweise doch eine umfangreichere Fäule vorliegt.

5 Verwendete und weiterführende Literatur – eine Auswahl

BRANDSTETTER, M., MÜLLER-RIEMEN SCHNEIDER, K., TOMICZEK, C.: Holz zerstörende Pilze, Bundesforschungs- und Ausbildungszentrum für Wald, Naturgefahren und Landwirtschaft (BFW), Wien, Inst. für Waldschutz, 52S.

BREITENBACH, J.; KRÄNZLIN, F., 1986: Pilze der Schweiz. Band 2 Nichtblätterpilze. Verlag Mykologia, Luzern, 416 S.

BUTIN, H., 2011: Krankheiten der Wald- und Parkbäume. Diagnose, Biologie, Bekämpfung. 4., neubearbeitete Auflage, Verlag Eugen Ulmer KG, Stuttgart, 319 S.

CLÉMENÇON, H.; CATTIN, S.; CIANA, O.; MORIER-GENOUD, R.; SCHEIBLER, G., 1981: Pilze im Wandel der Jahreszeiten. Band 1 Frühling - Sommer, Band 2 Herbst - Winter. Editions Piantanida, Lausanne, 430 S.

JAHN, H., 2005: Pilze an Bäumen. 3., von Reinartz und Schlag völlig überarb. und erweiterte Auflage. Patzer Verlag, Berlin, Hannover, 275 S.

KEIZER, G., 2000: Die Enzyklopädie der Pilze. Müller Verlag, Erlangen, 288 S.

KLUG, P.; LEWALD-BRUDI, M., 2012: Holzzersetzende Pilze, Arbus-Medien, Peter Klug, 124 S.

LÆSSØE , T., 1999: Pilze. Urania-Ravensburger, Berlin, 304 S.

LONSDALE, D., 1999: Principles of tree hazard assessment and management. Forestry Commission. The Stationary Office, London, 388 S.

RAYNER, A.D.M.; BODDY, L., 1988: Fungal decomposition of wood, its biology and ecology. JOHN WILEY & SONS LTD. Chichester, New York, Brisbane, Toronto, Singapore, 587 S.

REINARTZ, H.; SCHLAG, M., WESSOLLY, L., 1996: Schadwirkung und Beurteilung des Riesenporlingsbefalls an Buche. Stadt und Grün 45, 692-696.

RYMAN, S.; HOLMÅSEN, I. 1992: Pilze. Bernhard Thalacker Verlag, Braunschweig, 718 S.

Rypácek, V., 1966: Biologie holzzerstörender Pilze. Gustav Fischer Verlag, Jena, 211 S.

Schmidt, O., 1994: Holz- und Baumpilze. Springer-Verlag, 246 S.

Schwarze, F. W. M. R.; Engels, J.; Mattheck, C., 1999: Holzzersetzende Pilze in Bäumen. 2. Auflage, Rombach GmbH Druck- und Verlagshaus, Freiburg i. Breisgau, 245 S.

Seehann, G., 1979: Holzzerstörende Pilze an Straßen- und Parkbäumen in Hamburg. Mitt. Dtsch. Dendrol. Ges. 71, 193-221.

Tomiczek, C; Cech, T.; Krehan, H.; Perny, B., 2005: Krankheiten und Schädlinge an Bäumen im Stadtbereich. Eigenverlag C. Tomiczek, Wien, 601 Farbtafeln.

Weber, K.; Mattheck, C., 2001: Taschenbuch der Holzfäulen im Baum. Forschungszentrum Karlsruhe GmbH, Karlsruhe, 127 S.

Wohlers, A.; Dujesiefken, D.; Kehr, R., 2000: Baumkontrolle: Erkennen des Eschenbaumschwamms an Robinie. LA Landschaftsarchitektur, 30 (2), 40-42.

Wohlers, A.; Kowol, T.; Dujesiefken, D. 2003: Der Brandkrustenpilz (*Kretzschmaria deusta* [Hoffm.: Fr.] P. Martin). Zur Biologie, Bedeutung und Holzzersetzung sowie zum Erkennen und Bewerten eines Befalls durch den Baumkontrolleur. In: Dujesiefken, D.; Kockerbeck, P.: (Hrsg.): Jahrbuch der Baumpflege 2003. Thalacker Medien, 159-175.

6 Baumarten und Pilze – häufiges Vorkommen

Ahorn (Acer)
Austernseitling (S. 11)
Schuppiger Porling (S. 19)
Lackporlinge (S. 38)
Brandkrustenpilz (S. 43)
Hallimasch (S. 50)

Birke (Betula)
Birkenporling (S. 14)
Zunderschwamm (S. 32)
Brandkrustenpilz (S. 43)
Hallimasch (S. 50)

Buche (Fagus)
Trameten (S. 25)
Zunderschwamm (S. 32)
Lackporlinge (S. 38)
Brandkrustenpilz (S. 43)
Riesenporling (S. 54)

Eiche (Quercus)
Eichenfeuerschwamm (S. 16)
Schwefelporling (S. 22)
Trameten (S. 25)
Eichenwirrling (S. 27)
Lackporlinge (S. 38)
Tropfender Schillerporling (S. 39)
Ochsenzunge (S. 35)
Hallimasch (S. 50)
Klapperschwamm (S. 55)

Esche (Fraxinus)
Schuppiger Porling (S. 19)
Zottiger Schillerporling (S. 28)
Lackporlinge (S. 38)
Brandkrustenpilz (S. 43)

Linde (Tilia)
Austernseitling (S. 11)
Schuppiger Porling (S. 19)
Lackporlinge (S. 38)
Brandkrustenpilz (S. 43)
Sparriger Schüppling (S. 58)

Mehlbeere (Sorbus)
Lackporlinge (S. 38)
Hallimasch (S. 50)
Riesenporling (S. 54)
Sparriger Schüppling (S. 58)

Pappel (Populus)
Lackporlinge (S. 38)
Hallimasch (S. 50)

Platane (Platanus)
Zottiger Schillerporling (S. 28)
Lackporlinge (S. 38)
Brandkrustenpilz (S. 43)

Robinie (Robinia)
Schwefelporling (S. 22)
Eschenbaumschwamm (S. 47)
Hallimasch (S. 50)
Sparriger Schüppling (S. 58)

Rosskastanie (Aesculus)
Austernseitling (S. 11)
Lackporlinge (S. 38)
Brandkrustenpilz (S. 43)

Jahreszeitliches Vorkommen der Pilzfruchtkörper

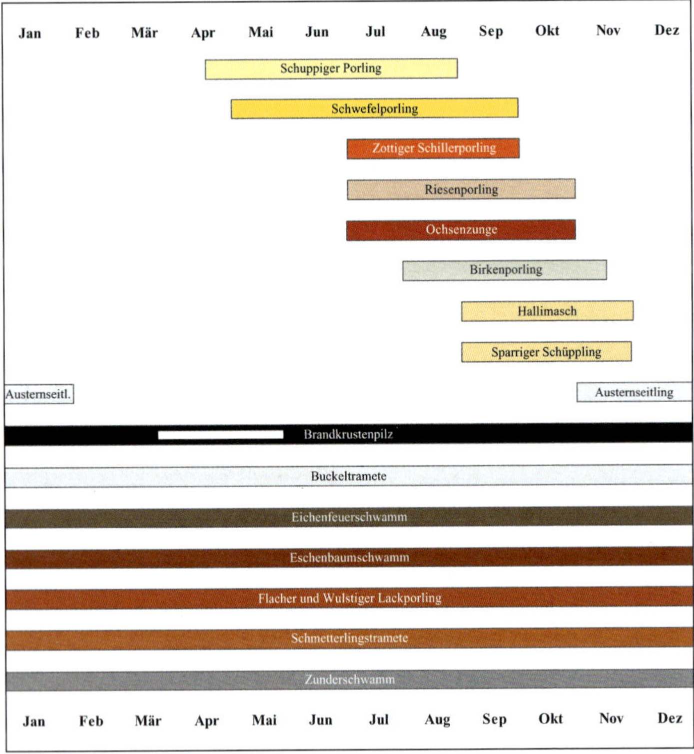

Die Übersicht zeigt den Zeitraum, in dem die Fruchtkörper hauptsächlich gebildet werden bzw. am Baum anzutreffen sind. Dabei entspricht die Farbe in den Balken etwa der Färbung voll entwickelter Fruchtkörper.